U020007

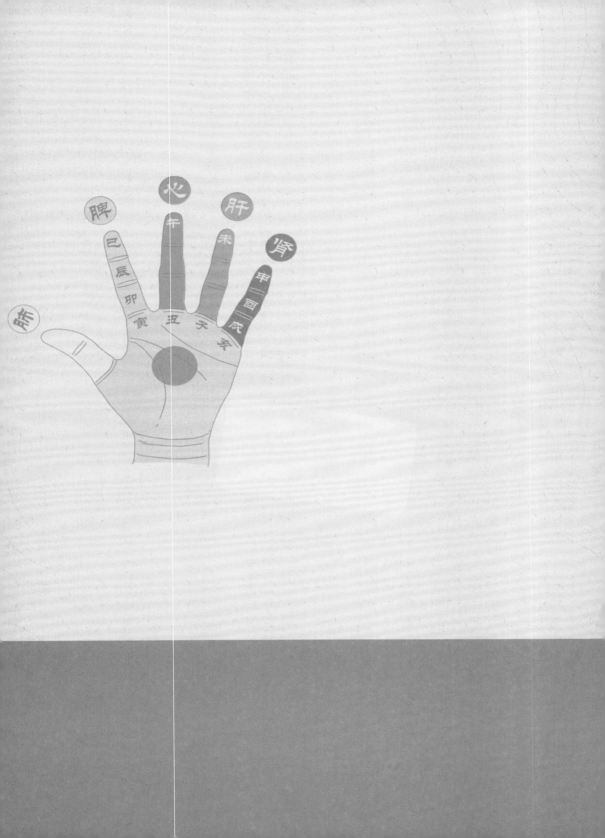

张明亮中医导引术系列丛书

张明亮 ● 著

一分钟导引法

——中医精粹导引术

学苑出版社

图书在版编目 (CIP) 数据

一分钟导引法：中医精粹导引术 / 张明亮著 . —北京：学苑
出版社，2021.5

ISBN 978-7-5077-6189-4

Ⅰ . ①—…　Ⅱ . ①张…　Ⅲ . ①导引 – 介绍　Ⅳ . ① R247.4

中国版本图书馆 CIP 数据核字（2021）第 109396 号

责任编辑： 付国英

出版发行： 学苑出版社

社　　址： 北京市丰台区南方庄 2 号院 1 号楼

邮政编码： 100079

网　　址： www.book001.com

电子信箱： xueyuanpress@163.com

电　　话： 010-67603091（总编室）、010-67601101（销售部）

印 刷 厂： 北京市京宇印刷厂

开本尺寸： 787 × 1092　1/16

印　　张： 10.75　**彩插：** 8 页

字　　数： 150 千字

版　　次： 2021 年 7 月第 1 版

印　　次： 2021 年 7 月第 1 次印刷

定　　价： 78.00 元

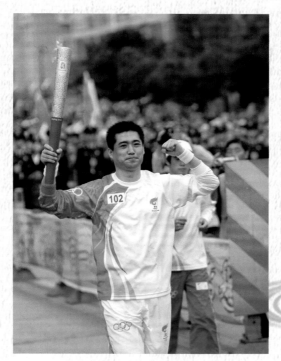

张明亮传递 2008 年第 29 届奥运圣火

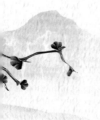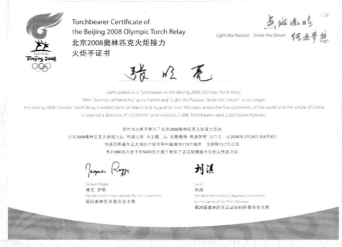

张明亮 · 奥运火炬手证书

　　一分钟引导法编创于 2007 年 7 月至 2008 年 7 月之间，从某种意义上说，它是作为 2008 年北京奥运火炬手的张明亮对第 29 届奥运会及伟大祖国的献礼。

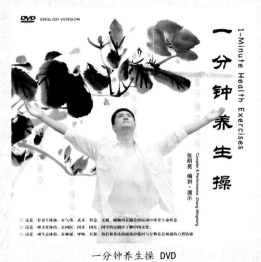

一分钟养生操 DVD

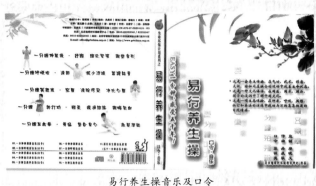

易行养生操音乐及口令

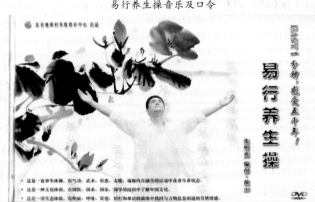

易行养生操教学 DVD

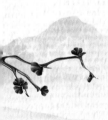

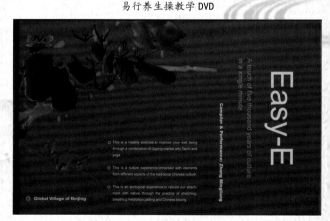

易行养生操教学 DVD 英文版

　　一分钟导引法，又名一分钟养生操、易行养生操，在 2008 年编创完成之后即出版了教学 DVD 与音乐口令 CD，而且还有英文版，目的是方便更多的人学习。这些内容在网络上也得到较为广泛的流传。

一分钟导引法

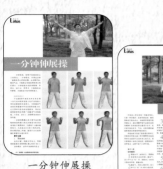

一分钟伸展操

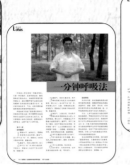

一分钟呼吸法

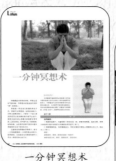

一分钟冥想术

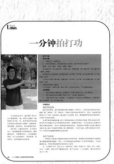

一分钟拍打功

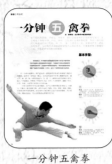

一分钟五禽拳

　　由国家卫生健康委员会主管、全国卫生产业企业管理协会主办的《中国营养保健》杂志，早在 2012 年就开始连续专题介绍张明亮编创的"一分钟导引法"。

　　2014 年 10 月，张明亮《唤醒你的身体——中医形体导引术》（张明亮中医导引术系列丛书之二）一书由学苑出版社出版发行，至今已重印数次。该书于 2016 年 4 月由日本 BNP 出版社翻译成日文在日本出版发行。

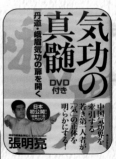

气功的真髓 - 封面

五脏的音符 - 封面　　五脏的音符 - 日文版

　　2011 年 1 月，张明亮《五脏的音符——中医五脏导引术》（张明亮中医导引术系列丛书之一）一书由学苑出版社出版发行，至今已重印多次。该书于 2018 年 12 月由日本 BNP 出版社翻译成日文在日本出版发行。

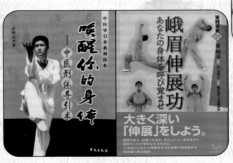

唤醒你的身体 - 封面　唤醒你的身体 - 日文版

　　2015 年 3 月，张明亮《气功的真髓——丹道峨眉气功入门》一书在日本著名的角川出版社出版发行。

一分钟导引法

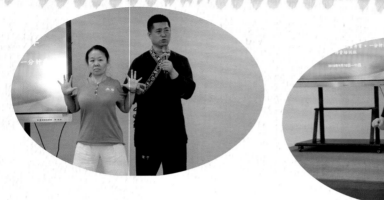
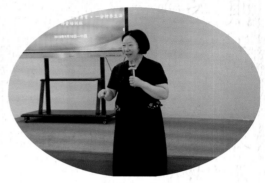

张明亮、李云宁及张秋萍园长在培训班上讲课

　　少年强则国强！少年身体强则国强！——河南省实验幼儿园张秋萍园长如是说。一分钟导引法不仅受大人们的喜爱，也特别受幼儿园小朋友的喜欢。张明亮应河南省实验幼儿园的邀请曾多次为幼儿园教师及小朋友们教授一分钟导引法。

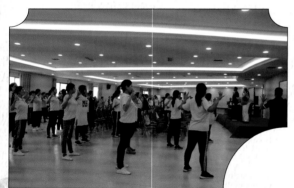
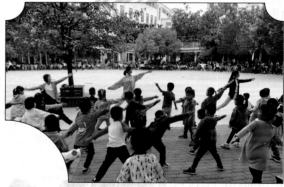
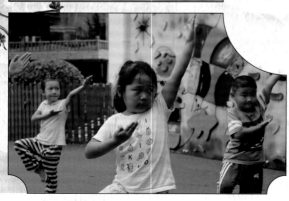
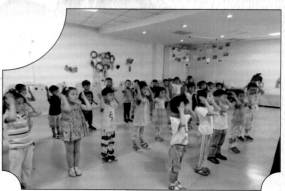

幼儿园老师及小朋友们在认真习练一分钟导引法

一分钟导引法

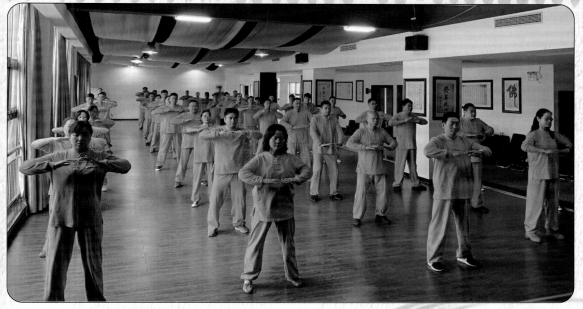

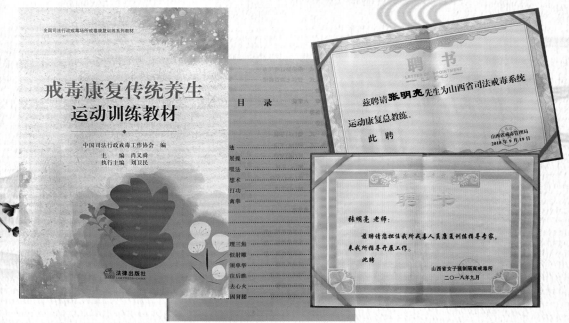

　　张明亮曾多次应邀为全国司法戒毒系统干警讲课、教功，并参加编写了由司法部中国司法行政戒毒工作协会主编的全国司法行政戒毒场所康复训练系列教材《戒毒康复传统养生运动训练教材》，一分钟导引法被列为该教材中的第一套养生术。张明亮还先后被山西省戒毒管理局、山西省女子强制隔离戒毒所聘为山西省司法戒毒系统运动康复总教练及戒毒人员康复训练指导专家。

一分钟导引法

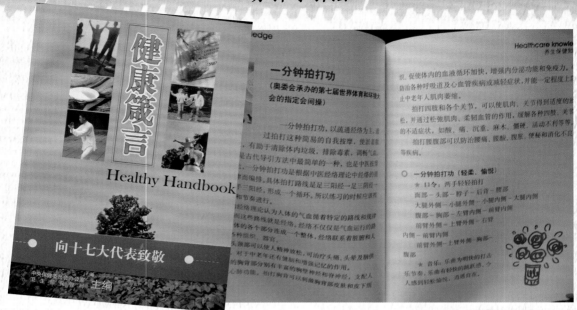

一分钟拍打功入选由中央保健委员会办公室、卫生部保健局主编的《健康箴言》一书，当时作为给十七大代表的献礼。

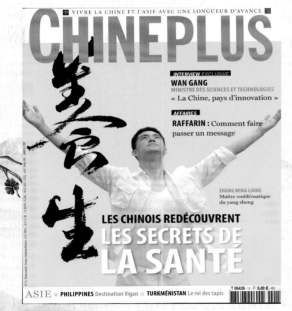

法国著名的《CHINEPLUS》杂志 2009 年封面刊登张明亮老师演练一分钟导引法的巨幅照片。

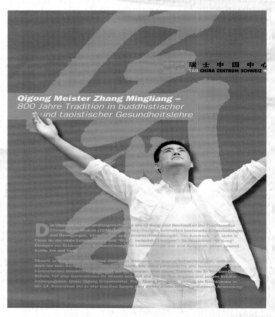

瑞士中国中心为张明亮老师一分钟导引法制作的宣传海报。

一分钟导引法

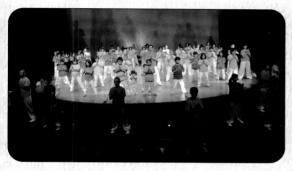
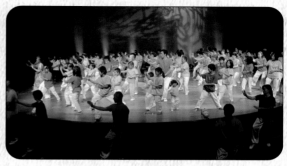

日本学员组织的百人"混龄"（年龄最小者 4 岁，最大者 89 岁）一分钟导引法舞台展示。

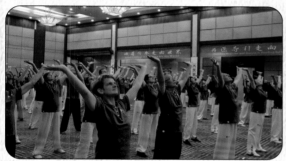
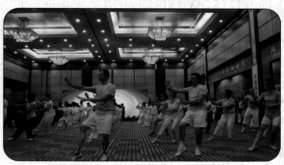

2017 年 7 月 7-9 日"首届国际峨眉养生大会暨峨眉内功导引按蹻术交流会"在峨眉山市隆重举行，来自中国及法国、日本、保加利亚、马其顿等国家的爱好者们欢聚一堂，不仅进行了峨眉十二庄、二十四节气导引术、易筋经、健身气功等的广泛交流，他们还在大会上集体展示了一分钟导引法。

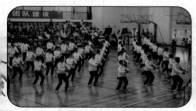
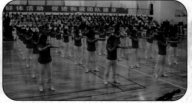
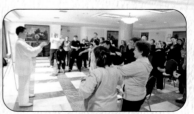

2008 年 10 月，张明亮老师为中国中医科学院开展八段锦培训，在国家中医药管理局广播操、健身操比赛中获得一等奖。图为中国中医科学院职工在表演八段锦。

2008 年 10 月，张明亮老师为中国中医科学院眼科医院开展一分钟导引法（即一分钟养生法）培训，在国家中医药管理局广播操、健身操比赛中获得二等奖。图为眼科医院职工在表演一分钟拍打功。

张明亮在西班牙教授学员练习一分钟导引法

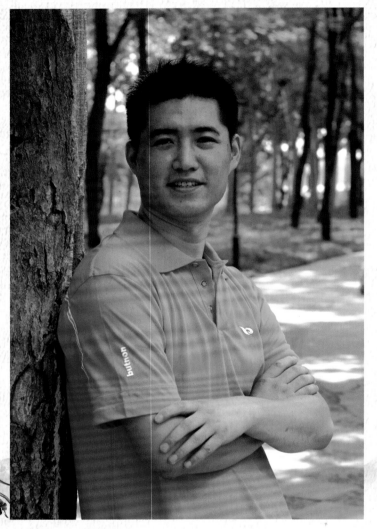

增體能 蓄心能
節物能 生命環保
三能平衡
海 黄书

2007年，一分钟引导法编创完成之后，我和廖晓义老师一起到山西太原看望恩师徐一贯先生，他在听取了我们的汇报之后，欣然提笔写下了这幅字，徐老时年94岁。

每当看到这张照片，我就会想起当年拍摄"一分钟导引法"，即"易行养生操"教学片时的情景，仿佛昨日，历历在目！尤其是CCTV资深的摄影师沈光华老师，我们常想起他在摄影时的一丝不苟，想起他高大伟岸的身形，想起他风趣幽默的性格……只可惜沈老师英年早逝，让人唏嘘不已。寥寥数语，以表怀念之情！

《张明亮中医导引术系列丛书》

总　序

近年来，中医保健已经成为炙手可热的词汇，其理念和方法也已悄然进入每一个人的生活，中国传统文化也正在从"百姓日用而不知"的状态中走出来，每个人都正在朝着"知其然更知其所以然"的方向迈进，并逐步成为中医养生的实践者、传播者。

中医保健的方法从古到今能有成千上万种，即使每天学习一种，恐怕一生也学不完。然而，富有智慧的先民们以天人合一的理论为基础，将这些方法归纳为饮食、导引、按摩、药物、情绪调节等几个大的方面，充分体现了人与自然合而为一、大道至简的思想。

中医保健是一门实践的学问，绝对不能仅仅停留在口头上，而且还必须不断地学习与进步。"苟日新，日日新，又日新"的学习态度，在养生实践方面也同样适用。

那么，应该从何做起呢？导引，便是最直接、最简单、最有效的入手方法。

导引是一种传统医学（自然的身心医学）与古老体育（朴素的身体教育）的结晶，其历史可以追溯到数千年前。其在历代经典中多有记载，并在长期的实践运用中逐步形成了内容丰富、形式多样的导引术。

为了方便读者学习，我们根据古老的医学传承，并在数十年学与教的基础上，精心编写了这套《张明亮中医导引术系列丛书》，供广大的中医养生爱好者、传统体育习练者及相关领域教学辅导人员选用。参加编写这套丛书的所有人员，都有着长期自我实践及教学经验，丛书中所介绍的导引方法，也已经传播到中国许多省市，以及数十个国家和地区。

《张明亮中医导引术系列丛书》拟分为 9 册陆续出版，其内容简介如下：

1.《五脏的音符——中医五脏导引术》（已出版）

《五脏的音符——中医五脏导引术》，根据中医五音入五脏的音乐养生原理，系统介绍了峨眉丹医养生学中的五脏导引术，通过唱诵特定的音符，配合特定的姿势、手势和导引动作，达到保养五脏的作用。书中还阐述了声音与人体健康的密切关系，生命的三大层次和五大系统，以及如何利用声音养生延年。

2.《唤醒你的身体——中医形体导引术》（已出版）

《唤醒你的身体——中医形体导引术》，从形体入手，重点伸展肌肉、关节，进而促进脏腑气血的功能，是典型的由外而内的导引术。伸展，是非常重要的养生方法，所谓"筋长一寸，寿延十年"，便是对其形象而略有夸张的形容。书中不仅详细地阐述了峨眉伸展功的练习方法、学练要领、功理功用，同时还介绍了习练导引术的四大要领、注意事项，以及头痛、头晕、颈椎病、肩关节病、腰椎病、膝关节病等的有效锻炼方法，是一套非常适合晨练或者缓解疲劳的工间操，以及剧烈运动前的热身准备。

3.《一分钟导引法——中医精粹导引术》

《一分钟导引法——中医精粹导引术》，书中介绍的是专门针对苦于没有时间锻炼的人士而精心设计的导引术。内容包括一分钟伸展操、一分钟呼吸法、一分钟冥想术、一分钟拍打功、一分钟五禽拳。它综合了气功、武术、八卦、形意和太极的特征，体现了国医、国学、国术、国乐的内涵与精髓，可调养身心、增强体能，使人回归宁静，还可以让我们从物能依赖逐步转变到物能、心能、体能三者平衡。

4.《小功法　大健康——中医实用小导引术》

《小功法　大健康——中医实用小导引术》收录了许多简便易行、功效显著的古代小功法。如：峨眉虎步功，具有强健腰腿、滋补肝肾、滋阴潜阳的功效，尤其适合高血压、糖尿病、肾病、肝病等患者习练；峨眉龟息功，系一种卧式的练功方法，具有调和气脉、养心安神的功效，尤其适合失眠、高血压等症患者习练；丐帮叫化功，是专门针对各种常见的胃、肠等消化系统疾病，以及手足不温、体弱多病等人习练的功法；太阳宗火龙功，炼气修脉，并辅以外丹药物的配合，对于打通经脉、行气活血以及祛除风、寒、湿等有着卓著的效果。

此外，还有哈气放松功、辨证意守功、站桩功、卧功、坐功以及遗精症、月经病等患者专门练功的方法等。

5.《拿捏出健康——中医按跷导引术》

《拿捏出健康——中医按跷导引术》，书中介绍了一套简便易行、流传极广、非常经典的自我按摩导引术，包括塞兑、搭桥、运目、叩齿、搅海、漱咽、浴面、梳头、摩项、开天门、推坎宫、运太阳、捏山根、循鼻侧、揉迎香、取哦呀、营治城郭、鸣击天鼓、摩运膏肓、前擦生门、背摩精门、手足争力、循经拍打、哈字散功等。这些导引术，操作简单，易于掌握，而且对场地没有限制，坚持练习有很好的养生功效，同时也可作为习练传统"大导引术"之后的系统收功方法。

6.《每日养生术——中医日常导引术》

养生，不仅仅是某种技术和方法，更是一种健康的、可持续的生活方式，所以养生需要与日常生活融合在一起，正如古人所说的"行住坐卧，不离这个"。该书就是将古人总结的一系列生活中的导引养生方法及注意事项等介绍给大家，内容从行、立、坐、卧，到起床、入睡、进食，甚至到洗漱、如厕等一应俱全。

7.《身心之舞——中医气脉内景导引术》

峨眉法济庄，是古老的经典导引术峨眉十二庄的浓缩版，亦可称为简化版，是导引入门必修峨眉伸展功的升级版，是非常具有代表性的气脉内景导引术、峨眉导引术。此功法形神并炼、内外兼修、动静结合、柔美飘逸，是一套自然的身心之舞。

8.《脏腑的律动——中医脏腑导引术》

该书是《五脏的音符——中医五脏导引术》的姊妹篇，按照中医五音入五脏、五脏统六腑的原理，详细阐述了峨眉丹医对胆、胃、小肠、大肠、膀胱，以及胰、三焦、脑、胞宫等的专门论述及具体的修养方法。

9.《我的健康我做主——常见病中医导引疗法》

《我的健康我做主——常见病中医导引疗法》一书，从"用"和"病"的角度入手，采用中医、导引，以及辨证、对症等方法，对现代许多常见病、慢性病、疑难病等进行阐述。并倡导运用自我导引的方法提高人体自愈能力，让健康真正掌握在自己手中。

我们深信，这套丛书的问世，将使民众对中医导引术的价值有更新的认识，并且真诚地希望它能够引导更多的人躬身实践。"纸上得来终觉浅，绝知此事要躬行"，还等什么？找到适合自己的导引术，行动起来吧！

2020 年 9 月 6 日

序 一

增体能　蓄心能　节物能

朋友，您是否想过，在现代社会，一个人每天的衣、食、住、行、游、购、娱会消耗多少的物质能源？您是否知道，这样的消耗加在一起，已经引起了全球性的气候变化和生态危机。

单向的、无节制的消耗物能的生产和生活方式，不仅造成了环境的恶化，也导致了体能和心能的退化。对汽车的依赖，导致四肢功能的退化和心血管疾病的增加；对空调的依赖，导致皮肤的调节和呼吸能力丧失……高强度的工作压力、高速度的工作节奏，以及这种物能依赖型生产和生活方式造成的环境污染，是各种各样现代病乃至猝死出现的重要原因。

更可悲的是，对物能的追逐慢慢使得人心如荒漠、精神被污染，割断亲情、友情乃至爱情，失去和自然息息相关、血脉相通的情感，人们由此也失去了快乐的源泉和快乐的能力。

现代文明对于物能的浩劫已经到了临界点，心能的衰败和体能的衰竭也到了临界点……

北京地球村多年来致力于生命教育和生命环保，2007 年有幸参与了张明亮老师研发的一分钟导引法最初的策划，并在社区和乡村进行了推广。我们深深感受到这既是有益健康的一套养生功法，又是对传统文化的一种体悟，以及重建与自然交感、天人相应的一种体验。

愿这套调理法，帮助您初步体会从物能依赖型的生存困境转向物能、心能、体能三者平衡的生命喜悦。

另一种生活是可能的！

北京地球村环境教育中心创办人

第 29 届奥林匹克运动会组织委员会环境顾问

2000 年苏菲国际环境大奖获得者

2005 CCTV 经济年度人物社会公益人物

2006 绿色中国年度人物

廖晓义

2020 年 8 月 15 日于北京

序 二

食育路上的美丽邂逅

您有多久没有感受过身体舒展到极致的感觉？

您有多久没有体会到身体放松到极致的愉悦？

您有多久没有在舒缓而又有节律的呼吸声中体验静静冥想的滋味？

在光怪陆离的电子产品娱乐中，身体迫不得已长时间坐着和躺着；在疲惫而又忙碌的快节奏生活中，我们又有多久没有认真倾听身体发出的语言和信号。身体，对我们来说像是一个熟悉而又陌生的亲人。熟悉，是因为我们把它看作一个理所当然的存在；陌生，是因为我们很少关注自己的身体，其实并不了解它真正的需求，往往直到病痛袭来的时候，才真切地感受到身体的存在与需求。从来到这个世界到离开这个世界，能够全程陪伴自己的只有自我的身体。那么，对于每一个人这唯一的身体，我们是否应该多一些关注、多一些感恩、多一些对话呢？

作为一名幼儿园园长，本着把幼儿的健康放在首位的原则，我们进行了十多年的基于中国优秀传统文化的幼儿园食育创新实践探索，走上了一条依食而养、借食而育的道路，明晰了食物与五行、五色、五味、五脏等的关系，学会了有智慧地选择饮食，滋养身体。我们的研究成果也获得国家级基础教育教学成果二等奖。但是我们很清楚地知道，仅仅依靠食物的滋养是远远不够的，适宜的运动与放松、有节律的呼吸、安静的冥想等都是身体必不可少的食粮，也是保障身体健康的重要方式。中国传统历来重视修身养性、文韬武略，博大精深的中华武术、中华气功、中医导引以及静坐、冥想等，都包含了丰富的养生智慧。随着对食育的深入探索，我们越发感觉到身体健康的重要性，迫切地希望从中国传统文化中寻找能够与食育结合的育人方式。

功夫不负有心人，感谢沈立老师的引荐，我们与张明亮老师相识。当时的他着一身藏青色的特制汉服，身姿挺拔，言谈儒雅，短短几分钟的养生法，展示了传统与现代的结合、经典与时尚的交汇、身体动与静的兼修，让我们看到了一个一直以来寻找的健康导师形象。带着对张明亮老师的崇拜之情，我们多次邀请他来幼儿园探讨"一分钟导引法"，为幼儿园的老师和孩子们带来健康的福音。从中国五千年导引养生的优秀传统功法中，融合创新了五个"一分钟导引法"，即一分钟伸展操、一分钟呼吸法、一分钟冥想术、一分钟拍打功与一分钟五禽拳。五个"一分钟导引法"虽然动作简单，但是做到位并不是那么容易。这些动作根上不离精气神，理上不离五行，气上不离四梢，用上不离三节，外不惯于形式、内不悖于道理。在拉紧与松弛的交替中感受身体部位的变化、气血的流动；在呼吸与冥想中体验与自我安静相处的感觉；在拍打身体的过程中让身体的每一个部位放松；在练习五禽拳的过程中感受身体的力量。

经过张明亮老师的慷慨指导，我们对"一分钟导引法"有了深刻的体会和认识，并开始了紧锣密鼓地实践。"一分钟导引法"不同于普遍意义上的运动，它包含着身体所需的动，也包含着身体所需的静。目的在于引导孩子从小关注自己的身体，听懂身体的语言，了解身体真正的需求，养成健康的生活方式。你看：幼儿园的晨练中，孩子们做、家长们学，老师们做、孩子们学，稚嫩中见志气，比划中见用心。孩子们的精气神在一天天显现，身体素质也在一天天提升。张老师深厚的内养功底和他对健体育人的独特思考，让我们身心受益。

　　十年磨一剑，期待已久的《一分钟导引法——中医精粹导引术》终于付梓了，它是张明亮老师多年来孜孜不倦探究健康养生思想和实践的结晶，是一本让中华养生智慧得以传承的书，更是一本能够将人们引向健康之路的书。少年强则国强，少年身体强则国强！生命环保是一个很高尚的境界，相信随着本书的出版与推广，一定会得到更多孩子们的喜爱，更希望它能够走入千家万户，为全民健康助力。此时此刻，手捧这本书的人一定是最幸运的人，因为您即将开启与身体对话的大门，即将迈向光明的健康之路。

河南省学前教育发展中心主任

河南省实验幼儿园园长

张秋萍

庚子年六月廿二于郑州

序
二

序 三

张明亮与一分钟导引法在日本

2004 年，注定有一段难以忘却的记忆！适逢机缘所致，张明亮老师作为"健身气功·六字诀"的编创专家首次访问日本。这对日本的气功爱好者而言，无疑是一件非常幸运的事情，更是一个让日本爱好者对"气功"这个既成概念重新认知的绝佳机会。我们庆幸遇到了这位理论清晰且功夫扎实的指导者，能够将古老智慧展现在当今世人面前！于是，酷爱中华传统养生文化的日本学员，开启了追随张明亮老师的学修历程。

张老师访问日本初期，在 NPO 法人日本健身气功协会理事长津村乔先生的安排下，我们除了学习健身气功之外，还跟随张老师开始学习"峨眉气功"。对于大多数的日本气功爱好者而言，"峨眉派"这个词是颇有魅力，却又难以掌握的。我们在学习过程中，发现之前很多"百思不得其解"的疑问竟然一个接一个地获得了解答，并不断认识到自身功夫的不足之处，遂逐步产生了重新再学习的热情与执着，虽然我们这些学员大多已经习练或者教授气功多年了。

期间，张老师在以大阪为中心的关西地区大受欢迎，其声望很快传播到以东京为中心的关东地区，并于第二年即开始在关东地区的 NPO 法人心身研究会举办培训班。随着喜欢张明亮老师及爱好习练峨眉气功的学员越来越多，我们在 2015 年成立了一般社团法人——日本峨眉养生文化研修院，专门传习张明亮老师所传授的峨眉派气功养生法。

2007年，也就是北京奥运会的前夕，张明亮老师发表了易行养生操，也就是一分钟导引法，并开始在日本教授。在日本，一分钟导引法在教育、医疗、艺术领域也很受欢迎。

经NPO法人心身研究会的介绍，张老师曾经作为县立（相当于中国的省立）高中体育教程的特别讲师，向高中生讲授一分钟导引法。在医疗方面，峨眉养生文化研修院的理事曾在精神神经科医院对忧郁病患者进行功法指导，其中一分钟导引法是很受赞誉的功法。听说，乐器演奏家在演奏之前练此功法，在短时间内可以调整身心，有助于准备演奏。也听说，在太极拳等表演大会上演示此功法，虽然时间很短，但给观众留下深刻印象。

2013年，日本筑摩出版社出版的《可变美丽的气功》（日本峨眉养生文化研修院理事鸟饲美和子著）一书，曾着重对一分钟导引法中的一分钟冥想术和一分钟呼吸法进行了介绍。

2020年，当新冠疫情肆虐全球时，人们更加感受到了健康的可贵，同时也更加重视自我身心的锻炼与调整。我们深信，一分钟导引法这样简便易行、身心并练、安全有效的健身养生法一定会受到越来越多人的喜爱。

日本峨眉养生文化研修院

2020年8月15日

自 序

EASY 一分钟，感受五千年！

    传统养生学认为，人体是极其复杂的、自动化的、完美的生态系统。人的身与心是一个整体，人与自然也是一个整体。疾病就是由于各种原因使这个整体遭到了破坏，进而引起人体自我调节和修复功能衰退、紊乱造成的。

    一分钟导引法，是以导引按跷、呼吸吐纳、存思观想等古老养生法为基础，以国医、国术、国乐和国学为内涵，并融合了现代的健身理念，"传承经典、演绎时尚"的调理方法。

    它让我们在气功、武术、形意、太极、瑜伽内在融合的运动中改善生命状态。它简便、易学，适用于现代人调养身心、增强体能，回归宁静、蓄养心能，对于颈肩腰腿疾病、心脑血管病、糖尿病、肥胖症、失眠、记忆力衰退、神经衰弱等疾病有预防和康复的作用，并有利于空调病、抑郁症等亚健康状态的调整，恢复和提高人的自我调节和修复能力。

    它让我们在国医、国术、国乐、国学的浸润中了解传统文化，如阴阳、五行、脏腑、经络等经典的生命医学理论，以及道家修持、儒家修身、佛家修禅的精华，并体味琴、筝、笛、箫、二胡等古老民族乐器的优美韵律。

    作为一项生态体验，它让我们在伸展、呼吸、冥想、拍打和拳法中体会身心合一、万物相通，促进人与自然之间能量、信息、物质的交换，帮助人们与自然互惠共生、协同共存。

一分钟导引法以一分钟为特色。它的英文谐音是 EASY，和中文一样，它不仅有易知易行的意思，也有亦知亦行的含义，也就是在知与行中改善形体、改变行为，使人变得更平静祥和、更 EASY！

EASY 一分钟，感受五千年。愿这套养生操带给您更多的快乐和活力！

衷心感谢廖晓义老师、栗力老师以及代金刚、李云宁两位中医博士在一分钟导引法编创过程中付出的辛勤劳动！感谢音乐才子吴晨乐以及米莱等为我们谱写、制作了专属的音乐！为了配合多年前拍摄出版的 DVD 教学视频的统一，这次我选用了当年拍摄的一系列图片作为本书中动作分解的图片，这要感谢北京体育大学杨玉冰老师以及好友王国壮为功法拍摄图片付出的辛勤劳动！感谢田文彬为图片的后期处理及编辑做了大量工作！感谢中央电视台资深摄影师沈光华老师为我们拍摄了教学视频及大量图片！感谢日本峨眉养生文化研修院五位理事及所有老师对一分钟导引法在日本普及所做的努力！感谢为一分钟导引法的编创、制作、宣传、推广做出贡献的所有人的辛勤劳动！

丹医子张明亮

庚子仲夏于龙城法济堂

目　　录

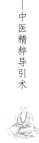

一分钟导引法——中医精粹导引术

目录

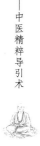

第四章　一分钟冥想术 ·················· 71

存思凝神，让纷乱的心绪变得安宁

一分钟导引法——中医精粹导引术

第六章　一分钟五禽拳 ·································· 101

形神并练，让疲惫的身心变得元气满满

第一章

一分钟导引法概述

体验一分钟，感受五千年

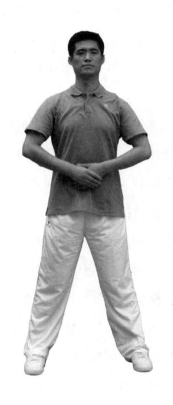

一、什么是一分钟导引法

一分钟导引法，又称为一分钟导引养生法、易行养生操，是作者应第 29 届北京奥运会环境顾问、北京地球村环境教育中心廖晓义女士的邀请，为了迎接 2008 年北京奥运会的胜利举行，倡导生命环保的理念以及推广国医、国术、国学等优秀的中国传统文化而精心编创的一系列养生方法。

一分钟导引法，分为一分钟伸展操、一分钟呼吸法、一分钟冥想术、一分钟拍打功和一分钟五禽拳。其中：

一分钟伸展操，以炼形为主，舒筋活络、滑利关节、矫正脊椎，有助于释放紧张，调塑身形。

一分钟呼吸法，以炼气为主，通过呼吸吐纳，促进体内气血运行，有助于减少浮躁，蓄积能量。

一分钟冥想术，以炼神为主，通过对木、火、土、金、水"五行"的观想，提高精神意识的自我控制能力，有助于清除污染、净化心灵。

一分钟拍打功，以疏通经络为主，通过拍打这种简易的自我按摩，使瘀者散之、虚者补之，有助于清除体内垃圾，排除毒素，调畅气血。

一分钟五禽拳，以整合形、气、神、力的综合功能为主，通过手、眼、身法、步的协同配合，促进肝、心、脾、肺、肾五大系统之间的生态平衡，有助于培力增勇、整合身心、激发潜能。

一分钟导引法，以导引按跷、呼吸吐纳、存思观想等古老养生法为基础，以国医、国术、国乐和国学为内涵，并融合了现代的健身理念，是一套"传承经典、演绎时尚"的养生操。它简便、易学，适用于现代人调养身心、增强体能，回归宁静、蓄养心能，对于颈肩腰腿疾病、心脑血管病、糖尿病、肥胖症、失眠、记忆力衰退、神经衰弱等疾病有预防和康复的作用，并有利于空调病、抑郁症等亚健康状态的调整，恢复和提高人的自我调节和修复能力。

二、养生的真谛

从传统养生学的角度看来，一个生命从降生的一刻起就开始走向衰败，整个生命的过程都是一个消耗的过程，不仅消耗着自身，也消耗着外在环境中的各种资源。

传统中医和养生学中常常提到先天、后天两个词，先天是我们与生俱来的，后天则是我们降生后从周围环境中所摄入的，无论是有形的营养还是无形的知识和经验。纵使是在成长的阶段，先天伴随我们的也必然是在慢慢消耗，身体的长大和心理的成熟，这些不过是饮食营养和知识经验被吸收后在我们自身所产生的一种转化。当我们慢慢步入中年、步入老年，那更是一种消耗的、衰败的现象。就像一件簇新的衣服，当你开始穿着它的时候，这件衣服会慢慢变旧，可能会被磨破，可能颜色会慢慢变黯淡，无论用再高明的手段去翻新，它也不可能变回当初那一件簇新的、未经使用过的衣服。

另一方面，我们在每天的生存中不断地消耗着外界的一切资源，在今天这个物质化的世界里，这种消耗更是庞大。而养生是要让我们祛病延年，达到健康的状态。真正的健康正是前面所说的身、心、行、境的一种和谐状态，这些都是健康的必要元素。但任何方法并非去为我们自身添加什么，而是减少、减慢上述的消耗过程，是一个节能的过程，因

3

为消耗掉的根本无法还原。就像上面所说的那件衣服，我们无法还原到最初的簇新状态，却可以藉着适当的使用和保养方法去延长其寿命。若你每天一直穿着这件衣服，不去打理，它必然很快变得破旧，生命也正是如此。

所以养生的真谛，并非让我们再占有和增加什么，而是尽可能地减少、减慢这个生命消耗的过程。甚至可以说，养生其实就是一个生命节能环保的过程，同时努力达到身、心、行、境四位一体的一种完美的生命状态！有关养生真谛的方法与论述，另请参阅笔者《唤醒你的身体——中医形体导引术》（学苑出版社，2014年）一书中"在伸展中，证悟养生的真谛"等相关论述。

三、人身自有妙药在　何须四处苦觅寻

据《史记》记载，中国历史上第一位皇帝秦始皇一统天下后，曾派一个名叫徐福的人带领三千童男童女前往东海寻找"长生不老之药"，自此历朝历代皇帝寻求"长生不老药"之风开始盛行。为了找到和炼制"长生之药"，皇帝们可谓是煞费苦心，不惜耗用大量人力物力，而结果却总是竹篮打水一场空，其中更有甚者因此而命丧黄泉，比如唐太宗李世民，有开创"贞观之治"之能，却因服用其所迷信的"长生药"而死。看到这些我们不禁要问：这个世界上有没有"长生之药"？如果有，这个药在哪里？

中国传统医药养生文化中对药的论述至精至深，概括而言，不外乎有形质的药物和无形的人体内药。大多数人只知道有形之药，却不知还有无形之内药，更不知内药才是健康之根本，养生之大要。古人把内药

称为上药，谓之"上药三品，神与气精"，并誉其为"人之三宝"——"天之三宝日月星，地之三宝水火风，人之三宝精气神"。精气神非但是上药三品，亦是用来衡量健康的一个标准，精满、气足、神旺是人们追求的健康目标。

然而，现实中我们往往忽略了内药的重要意义和健康价值。一提到治病、养生，能够想到的大多是有形质的外药，很多人还长期服用一些补药，并错误地认为中药对人体没有毒副作用。传统中医学认为人体生病是从阴阳失衡开始的，《黄帝内经》中把"治病必求于本"的"本"归结为调理阴阳，治病的过程是使阴阳由失衡转为平衡，从而达到阴平阳秘的目的，因此治病即补偏救弊。每一味中药都有寒热温凉之性和酸苦甘辛咸之味，这些性味也就是它的偏性，而施药治病便是利用药的偏性去救治病的偏性，即热则寒之、寒则热之、虚则补之、实则泻之等等。俗语说"是药都有三分毒"，服用药物在治病的同时也会给人体带来一定程度的负担。正如《黄帝内经·素问》中所言："大毒治病，十去其六，常毒治病，十去其七，小毒治病，十去其八，无毒治病，十去其九，谷肉果菜，食养尽之，无使过之，伤其正也。"

现今，药源性疾病发生数量的不断增加，已经证明了长期依靠外药去达到养生保健的目的是极不可取的，所以在能够把疾病控制到一定程度的前提下，应坚持越少用药越好的原则，同时要重视通过一定的方式去激发人体内药、激活人体的自愈能力。人体在疾病状态时就像处于极度贫困中，需要通过药物进行救济，一旦摆脱了贫困就要自力更生、自给自足。救济如同服药，自力更生如同通过一定方法激发自己的精气神，而长期服药会使人降低甚至丧失这种能力，原因很简单——用进废退。现实中我们的健康状况往往处在温饱线上，所以我们必须重视精气神内药的烹炼，让我们的身体过上小资的健康生活。

内药是人体本身固有的一种能力，只有通过有效地锻炼将其不断提高，才能使人拥有健康的身体和饱满的生活热情。中国古人很早就研制了一整套激发人体内药的理法方技。隋代著名医学家巢元方编著了被后世奉为经典的《诸病源候论》，这本书没有涉及任何中药方剂，最大的特点就是针对每一种病症采取与之相应的吐纳导引之法进行治疗。这说明在隋代就已经形成了通过吐纳导引去激发人体内药、以达祛病治病目的的系统方法，今天我们通过实践再次证明导引、吐纳、静坐之法是激发人体内药最直接、最有效的途径。

通过导引、吐纳、静坐之法达到祛病养生的目的是最环保、最低碳的。任何药物的生产加工都会对自然环境产生损害，同时对人体也是一种消耗。就人体本身而言，人体内部环境如同一个小天地、小宇宙，药物的服用会给这个小天地造成一定的负担，而滥用药物会给人体的内环境带来污染。导引、吐纳、静坐之法遵循的是人体内环境的生态平衡法则，能够疏通经络、培补元气、陶冶情志，且直接有效、作用持久而无任何偏弊。事实证明，导引、吐纳、静坐之法的功效非普通药物所能及，通过这些方法可以实现对身体的教育，使我们更加了解自己的身体，提高自我控制的能力，更重要的是这些方法在抬手动足之间都要求形神合一，这是任何药物都不可能达到的。

那么，就让我们远离喧嚣、静下心来、调匀呼吸，听着空灵而悠扬的五脏音符，身心如同沐浴在晨光之中，把我们的心情和意识收回来，在导引行气、呼吸吐纳中体会感悟我们身体内部小宇宙的万般妙境。这种形神合一的状态不仅能够让我们精满、气足、神旺，更能让我们的行动和思想达到高度的和谐统一，从而提高工作效率，树立乐观、积极的人生态度，达到"运筹帷幄之中、决胜千里之外"的处世境界，成就事业、圆满人生。你说，我们烹炼这"上药三品"岂止是长生？

四、寻找生命的喜悦——天人合一

生命的意义是什么？这是个很哲学的问题，但每个人都必然地、或多或少地产生过相同的疑问，不同人有不同的想法和答案，可无论这个答案是什么，我们对于生命都有一个共同的、亘古不变的追求——快乐！

或许是爱情、事业、健康、金钱、权力，也或许是把一件事情做得很好所带来的成功感和满足感，小到吃了一顿美味的晚餐，看了一本好书，甚至是买到一件自己喜欢的东西，这些都可以给我们带来快乐。

我们对于一切一切的追求往往就是为了得到满足，而满足最终带来的正是这种快乐的感觉，若知道一件事物带来的只有缺失和痛苦，我们必然不会有追求的欲望。但是，为了得到这些快乐，我们付出了很多。由此也给我们带来了许许多多的烦恼、痛苦、忧伤，并且得到的这些快乐也往往是片刻的、短暂的、起伏不定的。如果我们的身体、心灵、行为与周遭环境这几个方面能够同时处于一种和谐状态的时候，我们会惊奇地发现，在此刻会得到一种来自身心深处的愉悦和快乐，并且这种快乐是持久的、平稳的。这就

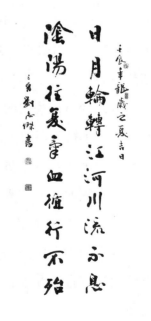

书法家刘志杰 书

是中国传统文化中所强调的天人合一观，也正是传统养生学所真正要追求的目标——寻找生命的喜悦。

日月轮转，江河川流而不息；

阴阳往复，气血周行而不殆。

天人合一的思想，是中国传统文化中极其重要的组成部分，认为世间万物都是大自然的一部分，同时也是大自然的具体显现与反映。这些事物不仅与大自然息息相关，而且彼此之间相通相连。人作为大自然的一分子，也同样如此。

早在 2000 多年前的中医学经典巨著《黄帝内经·灵枢》篇中就有这样的记载："天圆地方，人头圆、足方以应之。天有日月，人有两目。地有九州，人有九窍。天有风雨，人有喜怒。天有雷电，人有音声。天有四时，人有四肢。天有五音，人有五藏。天有六律，人有六腑。天有冬夏，人有寒热……岁有十二月，人有十二节……此人与天地相应者也。"

由此看出，我们的身体就像是一个高度浓缩的宇宙，而浩瀚的宇宙则像是一个被无限放大了的人体。人体与宇宙之间息息相关、密切相连。能够顺应大自然的发展规律，保持人与自然的和谐统一，就成了健康的基础、幸福的源泉和人们不懈追求的目标。经过千百年来无数先人的不懈努力与总结，由此而衍生出来的各种方法与理论，逐渐形成了博大精深、丰富灿烂的中国医药与养生文化。为人类的繁衍、生息和健康做出了巨大的贡献，直至今天它依然保持着鲜活的生命力，并越来越受到世人的关注。

在中国养生文化中，身体的实践与体会，是所有理论的根源与基础，如果离开了身体与实践这两大因素，我们就会发现许多理论甚至变得没有任何意义。因此，天人合一的理论，并不仅仅只是一种哲学观、理论和认知，它是一种实实在在的存在，并与我们的生命、生活、生态密不可分。它存在于中国文化的方方面面：中医、气功、武术、书法、绘画、音乐、舞蹈、茶道、香道，每天的生活起居、饮食处处都散发着天人合一思想的智慧光芒，中国的传统习俗、农业、建筑和各种技术，无一不是天人合一的具体应用。

中国传统的天人合一思想影响了周边很多国家和文化。但今天我们知道，这种观念并非中国所独有，而是普遍存在于整个东方文化中，只是不同地区有不同的表现方式。当我们对西方文化、对世界不同地区的文化有更深的了解后，发现天人合一的观念曾存在于每一个传统文化中，只是随着文明、科技的发展，渐渐被忽略，甚至被抹杀，这并不是一种进步，反而令我们离生命的本质越来越远。

近一百年前，整体观的提出，令很多人开始重新审视人与世间万物的关系，以及社会和科技发展的方向，也令很多人重拾传统文化中对天人合一的追求，寻找生命的本质。我们开始更关注环保，关注可持续的发展，现代医学的局限性也令具有整体观的各种替代疗法大行其道。这些外在的东西是否就是天人合一呢，只要我们按照这样的方式生活，是否就能达到天人合一呢？

要得到这个答案，我们必须了解什么是天人合一。事实上，天人合一并不完全等于现代所说的整体观，整体观的提出者说"整体观是自然界倾向于成为一个整体，而这个整体大于其所有部件的总和"。天人合一的观念，涵盖了这个定义，却不止于此。

经过研究我们不难发现，天人合一中的人，不仅代表人的身体、精神、意识及思想，同时也代表人的生理、心理功能活动，以及人的内在世界、主观世界，人的概念在中国文化中是离不开自然的综合概念，人的解剖、生理、气、心理、情感、精神系统均与自然相关；而天，则代表世界、宇宙、生命的起源，代表宇宙、世界、自然发展变化的规律，代表人之外的客观世界。

　　天人合一的关系是主客观之间的关系，是哲学的基本关系，中国人一开始就认为它们是统一的、和谐的、互动的并相互感应的。中国人通过观察天与自然的变化，来帮助自己完善生命实践与人生修养，并通过有意识的生命实践或人生体验进一步了解和验证天、外部世界甚至宇宙关系，而得到天人一理的理性收获。从人生观的角度可以看出，天人合一之路是人生的最高境界与生命实践，是每个人不断认识自己、完善自己、超越自己的方法。

　　如果将天人合一的观念缩小到人体上，就是中医学中的整体观，指出人是由形、气、神三个方面所组成的一个整体。形和神是什么都很容易理解：

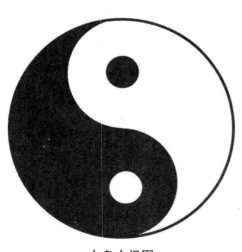

人身太极图

"形"涵盖了整个人体所有有形的、物质的部分，包括各种组织、器官、血、体液等等，这些从"气一元论"的角度去看其实都是上面所说的有形的气；神是指神志、思想、情绪、性格、功能等等，也就是无形的气。而这里所说的气，是狭义上的气，是连接形神这两者的纽带，是一种介乎有形无形之间的气，有点类似于现代所说的能量。在说到中医和养生的问题的时候，我们常常有混乱的感觉，就是因为把广义的气（包括有形和无形两个方面）与形气神中狭义的气混淆。

在中医的整体观中，不只人的各种有形的组织器官是一个整体，人的形气神三个方面也是有机地联系在一起的，而不是互不相干的独立个体。精神方面的问题可以导致形体上的疾病，相反来说形体上的疾病也必然会引起精神、情绪、功能上的异常。这也是为什么中医在治病的时候往往不是或不只是从疾病发病的部位去治疗，而是要寻找疾病真正的根源，或是兼顾身体其他的部分。以往，在西方科技和西医学的角度，人的生理和心理是分开的两个部分，而中医的很多观念是不可以理解的，甚至被认为是不科学的。但随着科技的不断进步，医学研究的逐渐深入，人的生理和心理之间的联系越来越被重视，而中国古人的很多理论其实都被一一验证。

五、生命环保（ESB）——环保与养生的邂逅

当人类面临气候变化等严重的环境挑战的时候，两个中国人——民间环保人士廖晓义和中国养生文化传承人张明亮——提出了 ESB（ENVIRONMENT、SPIRIT、BODY）生命环保的理念和实践，强调身、心、境三位一体的整体思维，以及养生界、文化界和环保界的共同行动。作为环保和养生两个领域的专业人士，廖晓义是有着近三十年环保生涯的哲学硕士，张明亮是有着 800 年传承的峨眉丹道医药养生学的传承人，也是国家体育总局的资深健身气功专家。

针对气候变化等环境问题的解决方案中，大多过分技术化、物质化的倾向，ESB 提供了一种整体思维的视角。人类面临的环境问题，是由于单向依赖物质能源所造成的，其结果不仅造成物能的耗竭，而且导致心能的

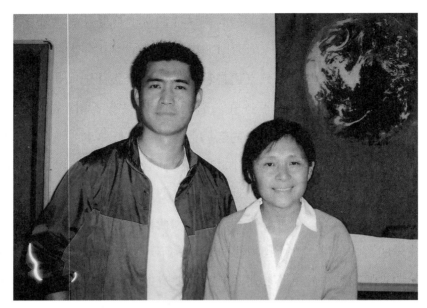

张明亮（左一）与北京地球村环境教育中心廖晓义老师在一起

衰败和体能的衰退。因此，单单关注物能的效率和替代，其成效是有限的、成本是高昂的。人类应该重新估量心能和体能对于快乐和健康，乃至对于环保的意义和潜力。ESB 将心灵环保和身体环保内在地纳入到生态环保之中，并体现在文化理念、评估标准、操作技术、行为指南和公民活动之中，目的是让环保从单向关注自然的小众行为，变成利益当下和利益身心的最广泛的大众生活。

针对养生与环保脱节以及环保不重身心的专业分隔现象，ESB 强调专业渗透和跨行业合作：

第一，将绿色养生和绿色安全结合，对于人体的小宇宙的照料和对于自然界的大宇宙的护理相结合，将自然界不仅视为资源，更是视为人的身体的一部分。

第二，将生态环保和心灵环保相结合，将公民社会的责任和参与机制与心灵污染的防治技术内在融合，在发展观、价值观和宇宙观的根处着眼。

第三，生态环保倡导中，强调绿色生计和绿色生活的结合，注重产业结构的转型，从单向的物能产业向着心能产业和体能产业的投资倾斜，以及通过消费者的需求调整，来改变物能依赖型生活方式的重要性和可行性。

廖晓义和张明亮不仅是 ESB 理念的探索者、创始者，而且推动着培育公民意识和公众参与的现实行动，主要体现在以下几个方面：

1. ESB 和乡村建设相结合

2006 年，作为策划人和主要执笔人，撰写了《乡土中国——村民环保手册》，第一次将绿色安全和绿色养生、绿色伦理和绿色参与、绿色生计和绿色生活内在地融为一体，为中国的 9 亿村民，提供了绿色人生和绿色乡村的思想路径与方向。

2. ESB 和大众健身相结合

2007 年，作为策划人和编创者共同完成了易行养生操，这个由五个一分钟养生锻炼组成的养生操，也是对于阴阳平衡的文化体悟和天人合一的生态体验，既体现了 ESB 的内在精神，又适应了现代人快节奏压力下简短易行的可操作性。把养生操与环保做个对比和比喻，可概述如下：

一分钟伸展操——抻筋拔骨——疏通河道——工程系统

一分钟呼吸法——吐故纳新——再生能源——动力系统

一分钟冥想术——静心养神——治理荒漠——控制系统

一分钟拍打功——疏瘀导滞——处理垃圾——物流系统

一分钟五禽拳——合和五行——保护物种——调节系统

3. ESB 和企业社会责任相结合

通过 ESB 企业指标的探索，从关注生活方式和生命意义的根处着眼，弥补了现有理论之中的不足；而通过 ESB 促成公民和企业社会责任的沟通，带动了民间组织对于企业社会责任的参与。

4. ESB 和绿色社区建设相结合

ESB 社区标准及其尝试，将北京地球村环境教育中心从 1996 年以来推动的绿色社区工作引导到一个新的高度；身、心、境一体的思路和实践，有助于和谐家庭、和谐社区、和谐社会的建立，也加强了民间组织和政府基层部门的深度合作。

5. ESB 和绿色校园建设相结合

针对现代教育体系太多讲知识、太少讲生命，太多讲创新、太少讲传承，太多讲人才、太少讲人格的缺陷，ESB 将身、心、境平衡的生命教育作为校园文化的重要内容，并通过北京地球村教育中心的绿色校园和绿天使艺术团等试点的建设和讲演培训等方式，为青少年注入整体健康和整体思维的生存智慧。

6. ESB 和奥运精神的融合

ESB 强调身、心、境平衡，与奥运精神的运动、文化、环保的三大支点是共通的，而 ESB 传承和浸润的五千年的自然养生、乡土文脉和生态智慧的遗产，可以向人类奥林匹克运动注入东方的内涵魅力。作为 29 届奥运会组织委员会的环境顾问，廖晓义与她的搭档和同伴们通过与奥运相关的绿色饭店、绿色社区、绿色列车、绿色旅游和绿天使项目以及志愿者培训等多种形式，来实现这一使命，并推动公众参与。

7. ESB 和后现代思潮和实践的结合

廖晓义是有着西方哲学背景并活跃在国际舞台的前中国社会科学院研究人员，张明亮是优秀的国医、国术、国学三位一体的原生态文化传承人，二人和而不同的学术背景和各自几十年的积累，促成了中国古代整体思维智慧和后现代过程哲学的结合，并形成了在国际上沟通与传播的优势，实际地促进着东方的生命智慧和西方后现代思潮的相互理解和交融，以解决人类共同面对的困难，实现共同的福祉。

两位不仅是 ESB 理念的探索者、传播者、行动者，也是 ESB 生命环保的实践者，身体力行地体验着 ESB——身、心、境三能平衡的生活方式，并从中受益，并以这样的生命状态向世人证明：环保，不应该是消耗生命的苦役，而是滋养生命的欢乐；不是少数人的劳作，而是每个人当下可以选择的生活；身心合一、身境不二、三能平衡的生活是可能的！

ESB 的目标：身、心、境和谐——以整体思维和联合行动实现共同的福祉。

ESB 的战略：以思维转变带动环保转向、拉动生命转轨、实现文明转型。

思维转变：由身心境彼此脱节的分割性思维方式转变为身心境整体思维。促进跨学科、跨行业渗透和沟通，以及西方后现代思潮和东方生命智慧的对话与融合，并以此促成人类的共识。

环保转向：由单向生态环保转为身体环保、心灵环保和生态环保三位一体的生命环保。通过体育与环保、文化与环保、中医与环保的结合，走出发达国家的环保困境，调动发展中国家环保的文化资源和社会资源。

生命转轨：由单向依赖物能的生存状态转轨到物能、心能和体能三者平衡的生命喜悦，以利益当下和利益身心的切入点调动公众对于环保的广泛参与。

文明转型：由物能耗竭型的单能文明转向身心境和谐的三能文明，特别是朝向心能和体能产业转型和投资转型，给各界人士特别是决策者提供新的思路，从过分分割化的倾向中找出综合方案。

单一追求经济的巨型列车风驰电掣，不可阻挡，但列车上总有一个个关键的小螺丝钉，这就是个体生命对于健康和快乐的诉求，由此入手的生命转轨，或许就可以调整列车的方向和速度……

📖 小贴士

廖晓义、张明亮荣获美国首届"柯布共同福祉奖"*

2007 年 10 月 6 日，旨在奖励世界范围内为推动人类和自然共同福祉做出杰出贡献的首届"柯布共同福祉奖"在美国洛杉矶颁发。来自中国民间环保组织——北京地球村环境教育中心的廖晓义和张明亮以绝对优势获此殊荣，他们共同提出的生命环保理论和为推动后现代环保做出的不懈努力得到评委会的高度认可。此奖由享誉世界的后现代思想家和生态经济学家小约翰·柯布博士（John B. Cobb Jr.）设立。

"柯布共同福祉奖"评委会认为，获奖人廖晓义和张明亮所探索的生命环保的理念和实践，强调身、心、境三位一体的整体思维，以及养生、文化和环保跨行业的共同行动，是环保领域的一次革命，一次后现代转折。

在此次颁奖仪式上，柯布博士指出：两位获奖者不仅是生命环保理念的探索者、传播者、行动者，也是实践者，他们身体力行地体验着身心境三能平衡的生活方式并从中受益，并以这样的生命状态向世人证明：环保，不应该是消耗生命的苦役，而是滋养生命的欢乐；不是少数人的劳作，而是每个人当下可以选择的生活；生命环保实践所倡导的身心合一、身境不二、三能平衡的生活是可能的。

---

* 《中国发展简报》2007 年 10 月 12 日。

柯布博士认为，中国不应该重蹈西方现代化的覆辙，他希望中国借助自己得天独厚的思想资源走出一条新路，即"后现代化"之路。他指出，中国文化特别是作为其根基的儒、道、释所倡导的天地人和、阴阳互动的价值观念，应成为未来后现代世界的支柱性的价值观念。因此，首届"柯布共同福祉奖"奖励给中国民间环保人士和以中国文化为基石的生命环保理论具有重要的意义。

　　"柯布共同福祉奖"由位于美国加州克莱蒙大学城的中美后现代发展研究院（The Institute for Postmodern Development of China）组成评委会并负责评选，每年一届。柯布先生任该院院长。

📖 小贴士

"致广大而尽精微"的编创理念

　　如何认识自我，控制自我，炼养好我们原本可以尽享天年的形气神，走上天人合一之路，是靠我们身体力行的、毕生的探讨和追求。人生在世的生活境界，正如老子《道德经》"万物之始，大道至简，衍化至繁"的终极真理，是一种达到自然、返璞归真的高级状态。面对大数据时代形形色色、不拘一格的养生之法，我们如何以一个有限的模式驾驭无穷的具体，怎么得一句真传去行之、防万卷假传惑身心，亦是我们一生最睿智的历练。

　　由此应运而生的一分钟导引法，其编创理念，用一句《中庸》之语概括即是"致广大而尽精微"，就是致力于达到广博深厚的宏观境界，尽心于深入精致详细的微观之处，以追求一种高明的和谐。走进功法便知，其涵盖了诸多功用、文化及中医理念，蕴含着大道至简、妙用可得的深意，尤其是简单易行又能很快有感受，是打开健身养生之门又很有说服力的功法。更接地气的是，基于人们普遍知之多而行之少的境况，寻求与人相应的切入点——回到身体，确立以导引为核心，从身体的角度入手，从最简单的一分钟切入，对于一般不练功以及五劳七伤致亚健康的人群，力求用最短的时间达到外练内修的目的，获得身心放松的释然。

　　您可以独处恬静之地，乐享功法带来的起伏与宁静；您也可以置身广众之所，尽享同频共振带来的震撼与喜悦！

第二章

一分钟伸展操

屈伸松紧，让僵硬的身体变得柔软

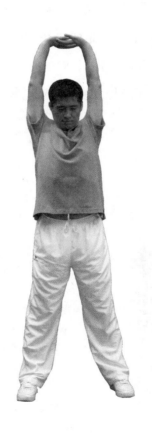

运动是人们在成长过程中不断塑造形体、保持身体健康极其重要的方法。现代都市生活中，紧张的节奏，环境的局限，总是令我们无法得到适当的运动。一分钟伸展操正是针对这一问题，让练习者可以在最短的时间和最小的空间里让身体得到适当的锻炼，方便每个人随时随地练习，尤其适合办公室工作的白领和长期伏案工作者。一分钟伸展操，甚至在办公室穿着正装都可以进行练习，并且运动量小，不会因为练习过后的大汗淋漓和气喘吁吁而影响工作。

一分钟伸展操，以炼形体为主，舒筋活络、滑利关节、矫正脊椎，有助于释放紧张，调塑身形。它是建立在中医导引术的基础上，并吸收印度瑜伽精髓而针对现代人所创编的。它的重点是伸展全身，使脊椎及颈、肩、腰、腿等各类疾病可以得到大大的改善，并帮助纠正不良姿势。

一、功法操作

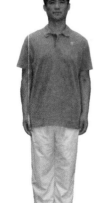

1. 松静站立

（1）两脚并拢，自然站立（图2-1）。

图 2-1

（2）左脚向左开步，两脚分开与肩同宽，两脚平行站立，目视前方，心静体松（图2-2）。

【重点提示】

身体中正，呼吸自然，思想安静。

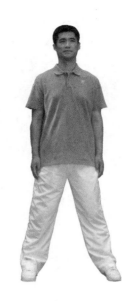

图 2-2

2. 分指展肩

（1）屈肘抬臂，将两掌抬至肩前，掌心向前，指尖向上（图2-3）。

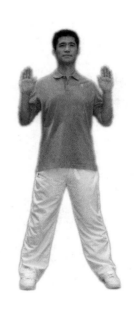

图 2-3

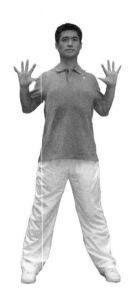

图 2-4

一分钟导引法——中医精粹导引术

（2）两肩后展、扩胸，同时两手十指向左右张开（图 2-4）。

【重点提示】

（1）抬臂掌到肩前时，全身要放松不用力。

（2）扩胸、展肩时，两肩胛骨要尽量靠拢在一起。

（3）两手十指要尽力向左右张开，力达指尖。

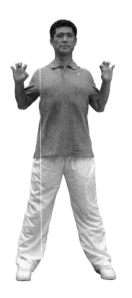

图 2-5

3. 屈指握拳

（1）两手十指指尖用力向内屈曲成"虎爪"（图 2-5）。

（2）两手十指继续用力向内屈握成拳（图2-6）。

【重点提示】

从"虎爪"到握拢成拳，由最远端往回扣、握紧卷回，掌指要递增用力，不可松懈。

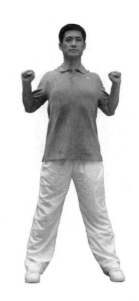

图2-6

4. 臂掌还原

（1）两前臂向前、向下转动，变成拳心向后、拳面向下（图2-7）。

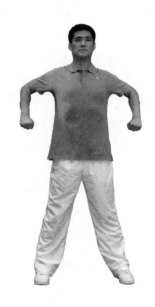

图2-7

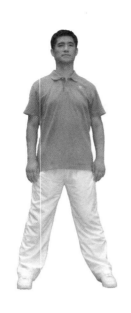

图 2-8

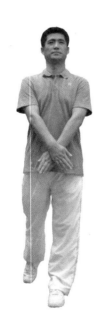

图 2-9

（2）两拳及两臂放松，还原体侧，全身放松（图 2-8）。

【重点提示】

（1）从动作图 2-7 两手都要用力来完成动作，直到动作图 2-8 时才突然放松。

（2）两臂向前、向下转动时，以两个肘关节为轴。

（3）臂掌放松后，动作略停，并静心体会从肩到手指之间气血流动及放松的感觉。

5. 左侧伸展

（1）左脚以脚跟为轴、右脚以脚尖为轴，身体转向左侧，重心移至左脚，右脚脚尖点地、支撑身体，同时两手手腕交叉，左手在内、右手在外，两眼平视（图 2-9，图 2-9 侧）。

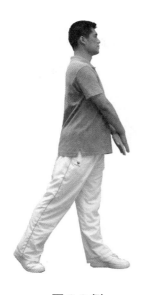

图 2-9 侧

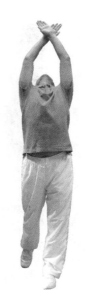

图 2-10

（2）两手带动两臂向前、上、后伸展，头、身随之向上、后伸展，目视两掌，动作略停（图 2-10，图 2-10 侧）。

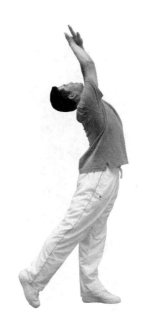

图 2-10 侧

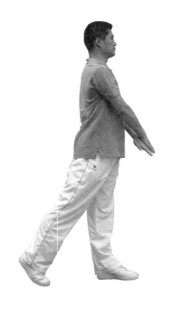

（3）两臂下落，收下巴、百会上顶，两眼平视（图2-11）。

图 2-11

一分钟导引法——中医精粹导引术

（4）随后身体转正，两臂、掌还原体侧，全身放松（图2-12）。

【重点提示】

（1）身体转动、向后伸展，要注意保持身体平衡。

（2）两手臂向前、上、后伸展，要用两手中指指尖引领，臂、腕、掌、指要尽量保持一条直线。

（3）身体的伸展与放松要对比明显，一紧一松，交替进行。

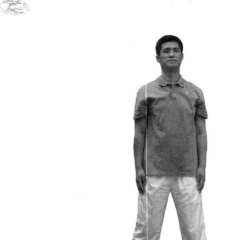

图 2-12

6. 右侧伸展

（1）右脚以脚跟为轴、左脚以脚尖为轴，身体转向右侧，重心移至右脚，左脚脚尖点地、支撑身体，同时两手手腕交叉，右手在内、左手在外，两眼平视（图2-13，图2-13侧）。

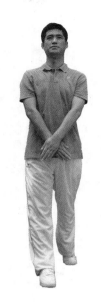

图 2-13

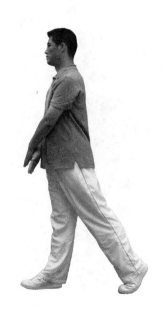

图 2-13 侧

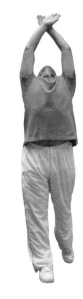

（2）两手带动两臂向前、上、后伸展，头、身随之向上、后伸展，目视两掌，动作略停（图2-14，图2-14侧）。

图 2-14

一分钟导引法——中医精粹导引术

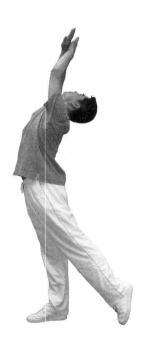

图 2-14 侧

（3）两臂下落，收下巴、百会上顶，两眼平视（图2-15）。

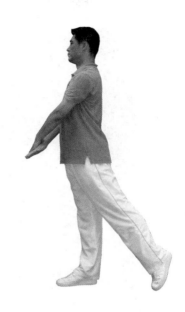

图 2-15

（4）随后身体转正，两臂、掌还原体侧，全身放松（图2-16）。

【重点提示】

请参见左侧伸展，唯左右方向相反。

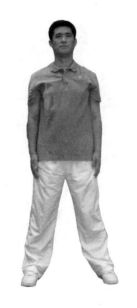

图 2-16

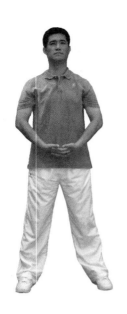

图 2-17

7. 两掌托天

（1）两手十指交叉相握于腹前（图 2-17）。

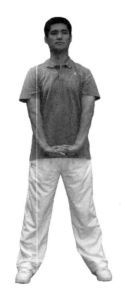

图 2-18

（2）两掌转掌心向下（图 2-18），随后再带动两臂向前、向上托举至头顶上方（图 2-19、图 2-19 侧），目随掌走，头颈后仰，注视两掌（图 2-20、图 2-20 侧）。

一分钟导引法——中医精粹导引术

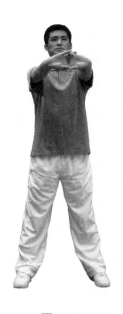

图 2-19

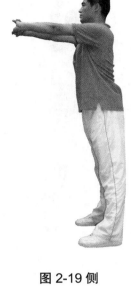

图 2-19 侧

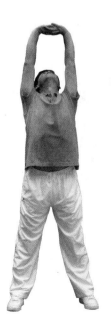

图 2-20

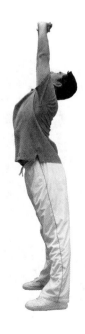

图 2-20 侧

31

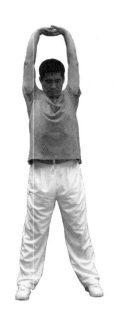

图 2-21

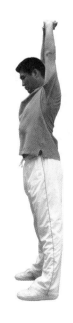

图 2-21 侧

（3）收下巴、顶百会，同时两掌继续向上托举，目视前下方（图 2-21、图 2-21 侧）。

【重点提示】

（1）两手从上举的动作一开始，就以两掌尤其是两掌根带动手臂及身体向远处伸展，借以拉伸手臂及全身。

（2）无论头颈后仰，还是收下巴、顶百会，两掌及手臂均要继续向远处伸展。

8. 俯身按地

（1）头颈后仰，目视两掌，两掌保持托举之势不变（图2-22）。

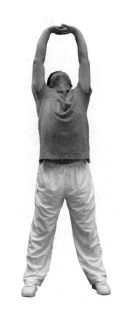

图 2-22

（2）两掌带动身体向前、下伸展，身体前屈（图2-23、图2-23侧）。

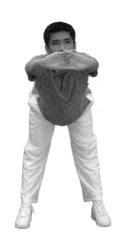

图 2-23

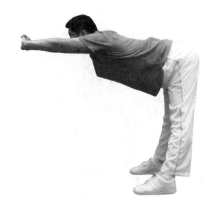

图 2-23 侧

33

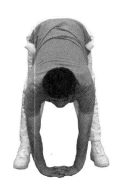

图 2-24

（3）两掌继续向下伸展，尽力用掌心贴地，整个动作过程中要始终保持头颈后仰和两腿伸直的状态（图2-24、图2-24侧）。

【重点提示】

（1）俯身前屈时，两手臂及头颈后仰的姿势保持不变。当躯干前屈低于水平之后，两臂才开始向下伸展，但头颈依然保持后仰的姿势不变。

（2）两腿始终保持伸膝的状态，借以拉伸腿部韧带的柔韧性。

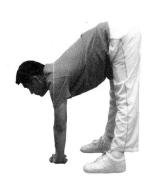

图 2-24 侧

9. 直立还原

（1）屈膝、松腰，两手松开，头颈、两腿及全身放松（图2-25）。

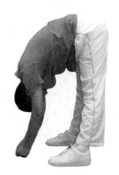

图 2-25

（2）身体慢慢直立还原，目视前方（图2-26、图2-27）。

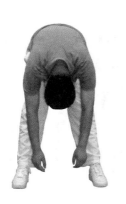

图 2-26

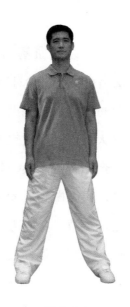

图 2-27

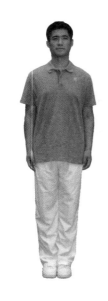

（3）左脚收回，两脚并拢，松静站立（图2-28）。

图 2-28

【重点提示】

先屈膝松腰，然后再全身放松，慢慢直立还原。

二、学练要领

1. 大——让气血畅达全身

大，是指在练习一分钟伸展操时，所有动作都要尽可能做到最大幅度，确切地说就是接近动作幅度的最大极限。当然，每个人的极限不同，甚至同一个人每天练习的极限也不同，只要掌握好自己动作幅度的极限就可以了，切不可蛮力冒进。换一句话说，就是在保证安全、避免肌肉拉伤的前提下，将动作幅度做到最大。

大，是伸展操的第一步，就是要尽力伸展，先不要考虑放松的问题。只有将身体各个部位都伸展开了，气血才能顺利地通过，也才能将气血更好地运送到全身各处，甚至毫发末端。峨眉派古传口诀曰"圆空法生"，这句话的本意正是由大开始，只有大才能圆、圆才能空、空才能通、通才能泰，进而获得健康。

2. 慢——在缓慢中达到身心合一

慢，是指在练习伸展操时，所有动作的速度一定要缓慢，要慢慢地、匀速地完成每一个动作。这样的练习方法不仅有利于精神集中、凝神入静，而且更有利于引导体内气血的运行。

一分钟伸展操慢的练习，除了对形练习的作用之外，还有利于等候最慢的气的到来，并且还能够使最快的心慢下来，可以逐步达到形、气、神三者协调统一，进而达到健康、快乐和延缓衰老的目的。这种方法从气脉内景的角度而言，是一种通过时、空来控制形、气、神的方法。

3. 停——等候"气"的到来

停，是指在伸展操练习过程中，当动作做到最大幅度时，要稍停顿、保持3~5秒，不能在上一个动作刚到位甚至还没到位时就开始做下一个动作，这一点非常重要，却常常被忽视。

真气在体内运行速度缓慢，若动作太快，则气血不能充分到达，所以动作不仅要慢，动作至极还要停顿，以等候气的到来。中医针灸疗法中所说的留针候气、武功中的形断神连，都是这个道理。从某种意义上来说，静坐、站桩其实也是"候气"的方法。

慢和停的方法，给气的运行与变化、气血的交汇与融合，提供了足够的时间，而"大"的方法则为其提供了足够的空间。如此久而久之的练习，自然气血调和、经脉畅达，也才能够逐渐领悟伸展与放松的真实含义，以及大、慢、停口诀的妙用之处。

4. 观——发现自己　认识自己

观，就是返观内视、观察、体会的意思，属于调心、炼心的方法。在伸展操的练习过程中，要静静地观察、体会，这些动作对自己身体的哪些部位有怎样的影响，对自己的呼吸、气息有怎样的影响，对自己的精神、情绪有怎样的影响等等。

三、功理功用

1. 伸筋拔骨，正脊塑身，防治颈腰椎疾病

一分钟伸展操是根据古代的导引术并结合现代的需求而精心创编的，它主要是通过肢体的拉伸，起到伸筋拔骨的作用，尤其是对于脊柱的拉伸，具有矫正脊柱、调塑身形、舒筋活络、滑利关节等功效，可以使脊椎及颈、肩、腰、腿等疾病症状得到大大缓解。

2. 展肩扩胸，运摩膏肓，提高颈肩及心肺功能

一分钟伸展操中展肩扩胸的动作可以使肩关节及肩胛骨得到充分的运动，同时达到伸展胸部、背部的目的，可以有效改善胸闷、心慌、背痛、项僵等症状，提高心、肺及呼吸功能，增强体质。

两肩胛骨与颈椎之间的三角形区域，是平时低头阅读最容易劳损的部位，又是最不容易锻炼到的部位，也是与我们常说的"病入膏肓"有着密切关系的膏肓俞穴所在的部位，所以也是最容易得病的一个部位。充分展肩的动作，可以有效刺激这个部位，使相应的症状及功能得到改善，在峨眉派传统的功法中更有"通背""通臂""蛇行""蚕蛹"等专门的练习功法。

3. 屈伸指掌，松紧交替，改善末梢循环

一分钟伸展操中伸指、分指、屈指、握拳动作的重复练习，充分运用了导引类功法的屈、伸、松、紧四字要诀，除了运动腕、掌、指等关节之外，

更重要的是可以有效地刺激和改善掌指末梢循环。尤其是指尖，是中医经络学中手三阴经与手三阳经的交汇之处，此处气血循环通畅，有利于手三阴、手三阳经脉气血的畅通。可以有效改善手冷、指腹不饱满、手指不灵活等症状。

4. 伸展胸腹、腰背，"打通"任督二脉

一分钟伸展操中重视对胸腹及腰背的伸展，这不仅伸展了胸腹、腰背，而且使位于胸腹部的任脉、腰背部的督脉都得到了良好的锻炼。

在传统中医和养生学的理论中，胸腹正中线是奇经八脉中任脉的循行部位，腰背正中线则是奇经八脉中督脉的循行部位，所以伸展胸腹、腰背可以促进任脉和督脉的气血运行。全身的十二条正经都分别归属于任、督二脉，其中督脉总督一身阳经而被称为"阳脉之海"，任脉总管一身阴经而被称为"阴脉之海"。因此任、督二脉通畅关系到全身各个经脉的通畅，故古语有云：任、督二脉一通，则全身百脉皆通。甚至在很多武侠小说和影视作品中也常常讲到"打通任督二脉"就可以练成绝世奇功，这虽然是夸大之词，但任督两条经脉在身体中的重要性也由此可见一斑。

四、中医智慧

1. 中医的自愈疗法——导引

导引，又称为道引。导有疏通、宣导之意；引有引而使之、伸展之意。导引一词的内涵，历经数千年及历代先贤的传承，归纳起来大致可以分为狭义和广义两种。

狭义的导引，是指以动作练习为主的动功功法及自我按摩等。如《素问·异法方宜论》唐王冰注："导引谓摇筋骨，动肢节。"《三国志·华佗传》

记载："是以古之仙者，为导引之事，熊颈鸱顾，引挽腰体，动诸关节，以求难老。"

广义的导引，包括动作、呼吸吐纳、意念观想等，所有气功的动功、静功等，如晋人李颐《庄子集附》中说导引为"导气令和、引体令柔"。清人吴尚先《理瀹骈文》中归纳说："呼吸吐纳、熊颈鸱顾八字，即导引法也。"

导引是一种中国传统养生、锻炼身体的方法，《黄帝内经·素问》中说："中央者，其地平以湿，天地所以生万物也众。其民食杂而不劳，故其病多痿厥、寒热。其治宜导引按跷。故导引按跷者，亦从中央出也。"这里所说的"导引按跷"就是我们所说的导引，是一种利用形体上的运动练习来引导体内气血运行的锻炼身体方式。导引按跷其实涵盖了两个方面，一种是自身主动的导引，也就是自己对于身体的一些主动练习，另一方面是被动的导引，中医的推拿、按摩，还有现代流行的手部、脚部（足道）按摩，捏脊，正骨等等，在古代都被归纳为按跷术，也就是被动的导引方式。被动导引的原理和目的与主动导引是相同的，唯一不同的是，是由别人为自己来做一种被动的身体锻炼。我们在这里介绍的主要是自我的主动导引，而一分钟伸展操正是属于这个范畴。

关于这类自我的、主动的导引练习方法，历代医学文献及医家多有论述与描述，可谓不胜枚举。如东晋葛洪的《抱朴子》里曾提到"知屈伸之法者，则曰唯导引可以难老矣"。说明导引就是通过身体屈、伸的方法，从而达到延年益寿的目的。引申的含义是如果我们知道如何以科学的方式来进行身体、关节、四肢的屈、伸、俯、仰、松、紧等练习，就可以达到延缓衰老的目的。更具体地说，导引是以身体的动作为主的一类养生保健方法，通过不同的身体动作来引导体内气血的运行。

我们可以用下面的方式来体验一下：右手张开，五指要用力伸展并分开，然后手指用力内屈并握紧成拳，再用左手用力握住右腕，然后打开右手时，你会发现右手的手掌内因气血缺少而变成白色；当你突然放开左手时，会看到右手掌内血液流动并迅速渐变成红色，甚至手掌也瞬间变得温暖起来。你不仅感觉到，同时也看到气血在手掌内运行的过程。而在这个过程中，你通过手掌、手指屈、伸、松、紧的动作练习，便达到了调节与控制手掌内气血的运行。将这个例子放大到整个身体屈、伸、松、紧的练习上，也即导引，当然会有更大的效果和作用。导引中，弯屈的动作就是控制气和血不要通过该部位，而将气血集中引导到身体伸展的部位。导引就是通过这种身体屈、伸的动作来控制气血，气行血行，弯屈了气血就过不去了，一伸展就过去了。导引的意义就在这里，如果练半天却气血没有流通运行，说明动作不得要领。另外一个关键的问题是松和紧。弯屈的地方其实就是相对紧张的地方，而伸展的地方则是相对放松的地方，如果想把气血更多地带到身体的左边，一定要让右边紧张而左边放松。肌肉紧张血就会被排开，血排开气就被排开，因为气血是融在一起的。想引导气血到左边的时候就将右边绷紧，那更多的气血就会跑到左边去，因为在同一时刻里，气血的量是固定的，而身体也是封闭的（气血不能随便跑出体外或增加、减少）。这就是导引的方法和作用，通过屈和伸、松和紧，来自己掌握控制气血。

　　导引可以简单理解为整个身体伸展与屈曲、紧张与放松的一种锻炼方式，深入学习的话，牵涉到很多的技术和方法，也融合了中医、养生的各种理论学说，现在流行的印度瑜伽，一些伸展运动，某些气功功法，甚至某些舞蹈动作其实都可以归纳为我们所说的导引。而一分钟伸展操正是在古代导引术的基础上，融入了瑜伽、体操，甚至舞蹈等元素，根据现代人和社会的特点进行整理编创的。

另一方面，导引不仅是自我保健养生的一种方法，同时也是治疗疾病的一种重要的传统疗法，是一种中医的自愈疗法。如《黄帝内经·灵枢·病传篇》中所列的医疗方法中就有导引行气、乔摩、灸、熨、刺、焫、饮药等。不仅将导引行气与医药等方法相提并论，更将"导引行气"列在首位。《黄帝内经·素问》中也提到有的病要将导引与中药相结合运用，才能达到更好的效果，如《素问·奇病论》中说，治疗息积病要"积为导引服药，药不能独治也"。

需要特别说明的是，导引不能只是纸上谈兵，更需要亲身实践和体会。我们就是希望通过这本书（以及《张明亮中医导引术系列丛书》）能够将"导引"重新介绍给读者，希望更多的人能够爱上这种古老而又自然的养生健身、祛病延年的方法，并开始身体力行，通过导引来找回身心健康的喜悦状态，来体验传统文化天人合一的生命哲学。

2. 缓慢的意义

伸展操的重点是全身的屈伸锻炼，运动特点是动作舒展而缓慢。

缓慢是伸展操一个很重要的特点，在缓慢进行动作的过程中，可以让我们的身体、呼吸和精神三者处于一种高度协调统一的状态。对于一般人，气在身体内运行的速度远远慢于意念的速度，而气是形体与精神连接的纽带，所以我们在日常生活中往往是处于形气神三者分离的状态，而这三者的不协调正是大部分疾病产生的主要原因，尤其是工作紧张、生活压力大的时候。将动作放慢的话，可以令意识集中在缓慢的动作上并随之放慢下来，从而逐渐达到形气神三者同步的协调状态，并藉着这种身体、呼吸、精神三者高度协调统一的练习来达到身心健康的目的。

3. 松和紧

伸展操的另一个特点是，练习的时候要注意动作中松和紧的交替，也就是用力和突然放松的交替练习，目的是促进全身气血的运行。举一个日常的例子，当我们的手很用力的时候，肌肉的紧张会把血液排开，手会变白，在这个时候突然放松，血液会一下子涌回来令手马上变红，可见这样的松紧练习会促进气血的流动。当你用整个身体去做松和紧的练习，自然就可以促进全身的气血运行。在我们的伸展操中，进行用力的、伸展的动作时身体是紧张的，还原的时候是放松的。例如动作屈指握拳（图2-6）中，手、臂是紧张的，而臂掌还原（图2-7）中两臂还原身体两侧时是放松的，放松时要细心体会肩、臂、手掌、十指依次放松的感觉，如果动作正确的话，你可以体会到自己整个上肢的气血一下子涌到手上，甚至是血液在手指中流动的感觉，这其实就是我们所说的导引的作用——以形体来引导气血。

在伸展操中，有很多活动手指的动作，也是藉着导引的原理和松紧的练习去充分锻炼腕、指的各个关节。缺乏运动和身体虚弱的人往往因为气血循环不佳（西医所讲的末梢循环不良）导致手脚冰冷、僵硬或者其他腕、指小关节的疾病。而这一系列手指的练习可以刺激气血运行（刺激末梢循环），改善这些问题。

4. 伸展的益处

一分钟伸展操的活动重点是伸展全身，你会发现我们的动作尤其强调脊柱、颈肩部和腰部的锻炼，这些动作不仅可以放松僵硬的肌肉，更可以柔韧筋骨。

分指展肩的动作中，两个肩胛骨要尽量地靠到一起，这样不仅可以充分活动肩关节，更可以挤压和按摩到两个肩胛之间平时不容易锻炼到的部位，这个部位也是最容易产生酸困、疼痛等不适感的部位，这里是我们不易锻炼到的"膏肓穴"的所在之处，是一个在中医和传统养生学中都非常重视的部位。若以现代的观念来理解，这个部位相当于颈椎、肩背部和上背部的疾病，对于这个部位的隐患我们往往不自觉，直到出现症状时才会发现，但出现症状时多数已形成了慢性的疾病，较难完全根治，一般的运动又很少能锻炼到，所以平时应该尽可能地去注意和活动这个部位。

在我们平时的生活和工作当中，由于习惯问题，大部分人的脊柱都处于稍微向后屈曲的状态。而正常的颈椎和腰椎生理状态是向前屈曲的。我们平时的习惯和姿势其实是违背自然生理状态的，尤其是长期伏案工作或长期使用电脑工作的人，由于这个原因，或多或少都患有颈椎、肩关节、腰椎的疾患或不适。所以，在一分钟伸展操中，我们进行与平时姿势方向相反的伸展屈曲练习，作用到颈椎和腰椎的生理弯曲，来达到促进健康的作用，并可以帮助纠正不良姿势。

在中医的经络学中，脊柱正中是督脉的循行所在，而在脊柱上和脊柱旁有很多重要的穴位。在现代医学中，脊柱也是人体极其重要的结构，我们躯干四肢的感觉和运动，以及体内脏腑的各种功能都依靠脊髓内的神经与大脑的连接沟通才能运作。脊柱的病变和损伤往往导致严重的后遗症，比如肢体的麻木、不遂，某些感觉和活动功能的丧失等。都市人常见的颈椎病、腰椎病也是由于相应的脊柱部位出现病变而导致的。但是保护脊柱并不是不去动它，而是多做适当的伸展运动，增强脊柱的柔韧性，这样脊柱及其周围的各个组织结构才能更好地抵抗外来冲击和损害，处于一种健康的状态。另外，适当伸展脊柱更可以刺激相关经络穴位和肌肉神经，起到增强体内脏腑功能的作用。

一分钟导引法——中医精粹导引术

鹰爪劲古传图诀

鹰爪劲来源于《峨眉天罡指穴法》，兹将其古传图诀附录如下：

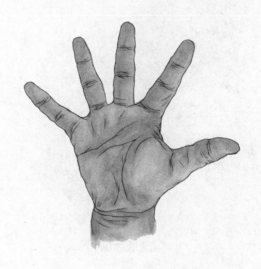

鹰爪劲图

峨眉天罡指穴法

鹰爪劲第十四

鹰爪弛张左右分	阴阳背负统乾坤
轻升浊降任冲督	一揽三家进火温
拦腰下爪攫双关	夹脊椎分十四间
两掌横开齐带脉	真阳火祛肾阴寒
鸠尾中焦取食宫	实虚痞满水分通
肝横二土因乘克	积聚癥瘕切掌中

虎爪劲古传图诀

虎爪劲来源于《峨眉天罡指穴法》，兹将其古传图诀附录如下：

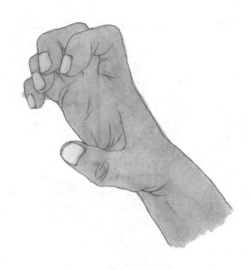

虎爪劲图

峨眉天罡指穴法

虎爪劲第十一

迎面山头白虎吼	双双爪下爪尖抖
用时劲却在肘端	千斤坠著中央走
顶上太阳抓左右	青龙五处分前后
两爪交逢督脉中	摩云小调低低奏
爪攫震三兼七兑	脯肠下取上臑臂
瑟瑟梭巡似齿寒	还阳引入窠中醉
虎爪擒拿威力猛	千斤闸着解消聋
运气开声吐白虹	教他臂折倒栽踵

一分钟伸展操——古代"导引"的现代浓缩

一分钟伸展操，是中医形体导引术即峨眉伸展功的浓缩版，其最显著的特色是简而至简而功效不减，它兼容了导引的核心要诀与方法，融合了想要表达的诸多中医理念，涵盖了想要练到的方方面面。更可贵的是其强度、幅度、动作适度，最适宜一般不练功的人群，是用最简单的动作锻炼全身的精致之法。

屈伸锻炼＋松紧交替——领悟"知屈伸之法谓之导引"，促进全身气血调畅运行，真正让知道转化为做到。

动作舒展＋节奏缓慢——凝缩"导引"柔和妙用于一身，以"匀速"舒缓的节奏，达到形气神三者协调统一的健康目的。

易行易练＋快速感知——没有须择时择地择人之限，初学者随时、随地皆可行之，真实感受导引的作用与疗效，是现代人调节身心的最方便法门！

第三章

一分钟呼吸法

吐故纳新，让急促的气息变得平和

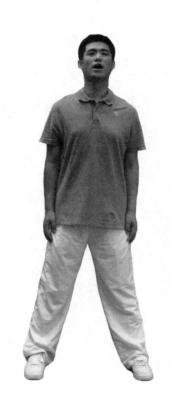

呼吸是人类生命的一种基本特征，它是一种本能的、反射性的运动，看似简单却又复杂无比。传统医学和现代医学都认为：通过调整呼吸可以放松身体和精神！在传统的养生健身方法中，无论是中国的武术、气功，还是印度的瑜伽等等都非常重视呼吸的练习。

呼吸的练习包含了很多理论和学问，但简单的呼吸法是一种不需要特定场地和特定设施就可以放松身心的方法，我们推荐给大家的正是这样一套简单易行的呼吸法，以便于每个人日常习练。

一、功法操作

1. 鼻吸口呼

（1）两脚并拢，自然站立（图3-1）。

（2）左脚向左开步，两脚分开与肩同宽，两脚平行站立，目视前方，心静体松（图3-2）。

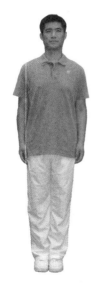

图 3-1

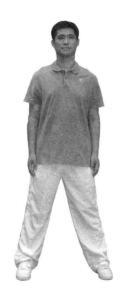

图 3-2

（3）用鼻子深深地吸气，然后张口呼气吐"哈——"（图3-3）。

【重点提示】

（1）身体中正，呼吸自然，思想安静。

（2）吸气时，吸气要深、要尽、要均匀；呼气时，吐气要尽、要均匀。

（3）吐"哈"声时，要凝神静听，同时体会身体及体内脏腑器官放松的感觉。

（4）练习纯熟之后，可逐渐加入意念的练习：意想自己身处大自然之中，鼻吸气时，意想吸入大量清新的空气；张口呼气时，意想体内浊气以及疾病、痛苦、烦恼等随着呼气外出而消失得无影无踪。

2. 仰吸收呼

（1）下巴向前、向上伸展，头微后仰，同时用鼻子深吸气（图3-4）。

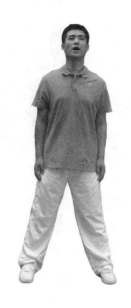

图3-3

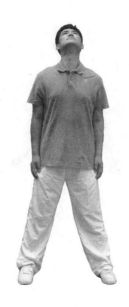

图3-4

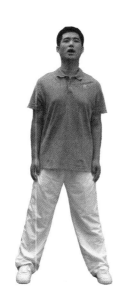

图 3-5

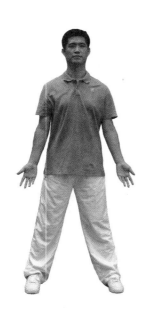

图 3-6

（2）收下巴、顶百会、提耳根劲，头颈还原中正，同时张口呼气吐"哈——"（图 3-5）。

【重点提示】

（1）吸气时，下巴向前、向上伸展，辅助吸气。

（2）呼气时，收下巴、顶百会、提耳根劲，头颈是还原中正，身体不能放松。

（3）练习纯熟之后，可逐渐加入意念的练习：意想自己身处大自然之中，吸气抬头时，意想吸入大量清新的空气；头还原、张口呼气时，意想体内浊气以及疾病、痛苦、烦恼等随着呼气外出而消失得无影无踪。

3. 起吸落呼

（1）下巴向前、向上伸展，头微后仰，同时两手臂从体前外侧 45 度方向由下向上抬起至约于头部同高，掌心向上，动作过

程配合用鼻子深吸气（图3-6、
图3-7）。

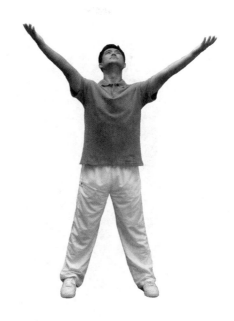

图 3-7

（2）两臂转掌心向下并下落
还原于体侧，同时收下巴、顶
百会、提耳根劲，头颈还原中
正，动作过程配合张口呼气吐
"哈——"（图3-8、图3-9）。

【重点提示】

（1）伸下巴、抬臂与吸气要
配合协调。

（2）收下巴、提耳根劲、落
臂与哈气要配合协调。

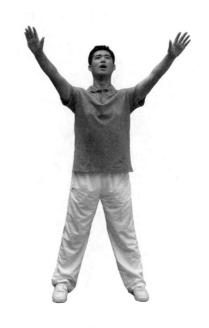

图 3-8

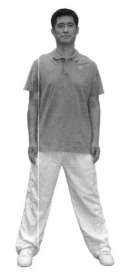

图 3-9

（3）练习纯熟之后，可逐渐加入意念的练习：意想自己身处大自然之中，吸气抬头、两臂上抬时，意想吸入大量清新的空气；两臂下落、头还原、张口呼气时，意想体内浊气以及疾病、痛苦、烦恼等随着呼气外出而消失得无影无踪。

4. 捧气沐浴

（1）两臂、掌从体侧向上抬起，掌心向上（图 3-10、图 3-11）。

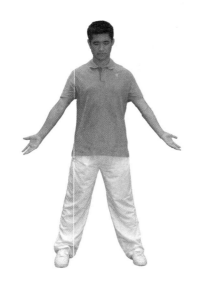

图 3-10

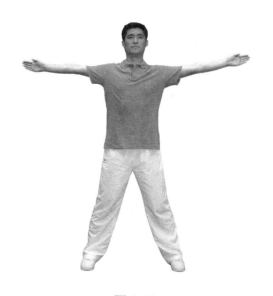

图 3-11

（2）至头顶上方转掌心向下、指尖相对（图3-12），动作略停。

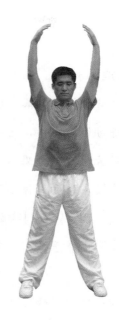

图 3-12

（3）两掌由体前经胸至腹前，再还原体侧（图3-13、图3-14）。

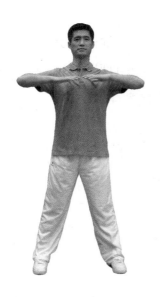

图 3-13

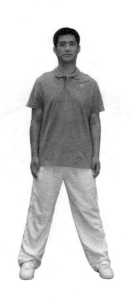

图 3-14

【重点提示】

（1）两臂侧起、前落，动作速度要慢，外导内行。

（2）练习纯熟之后，可逐渐加入意念的练习：意想自己身处大自然之中；吸气抬头时，意想吸入大量清新的空气，同时想象两臂掌捧、抱大自然之气；头还原、两臂体前下落时，意想大自然之"清气"从头顶进入身体，并自上而下、从头到脚如沐浴一般"冲刷"全身，体内浊气以及疾病、痛苦、烦恼等随着呼气外出而消失得无影无踪，而身体随之变得晶莹剔透、洁白无瑕。

（3）意想做"气的沐浴"时，要集中注意力，想象的越逼真越好。

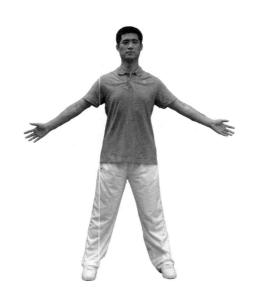

5. 拢气归元

（1）两臂侧伸，掌心向前（图3-15）。

图 3-15

（2）两臂内旋、转掌心向内，同时两掌向前、再向肚脐方向"拢气"，两掌虎口交叉相握，掌心向内，轻贴肚脐，静养片刻（图3-16）。

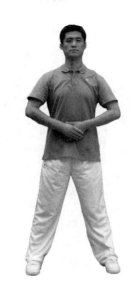

图 3-16

（3）两手松开，两臂还原体侧，全身放松（图3-17）。

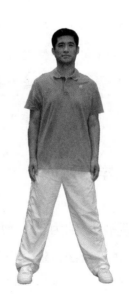

图 3-17

57

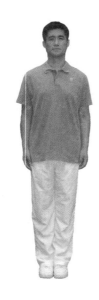

图 3-18

（4）左脚收回，两脚并拢，松静站立（图 3-18）。

【重点提示】

（1）两掌"拢气"至肚脐时，注意伸臂、旋臂、屈臂、握手的动作要次第分明。

（2）两手相握，不论男女，左右手随意相握即可，不必在意哪只手在内或在外。

（3）静养时，静静地体会两掌心的热力通过肚脐向体内传导的感觉。

（4）练习纯熟之后，可逐渐加入意念的练习：两臂、掌向肚脐"拢气"时，意想两臂掌捧、抱大自然之清气至腹前、肚脐前；两掌叠掌于肚脐静养时，意想清气从肚脐进入身体，并与体内真气一起逐步在肚脐内腹部中心聚拢。

二、学练要领

1. 呼吸吐纳为主，动作导引为辅

一分钟呼吸法，是以呼吸吐纳为主，所以动作的练习不能影响到呼吸的顺利进行，而应该作为呼吸的辅助练习，并尽量做到呼吸、动作与意念三者协调统一。

2. 吸气要深，吐气要尽

"哈"气吐纳时，应尽量做到吸气要深、呼气要尽，所谓"缓缓吐来深深吸，后天引动先天气"。自然呼吸时，则应尽量做到均匀、细密、柔和、深长。

3. 集中精神，静听哈声

"哈"气时，要集中精神，静听哈气的声音，并体会体内随之放松的感觉。这种边用耳朵边用心听的练习方法，会让人的思想逐步安静下来，让全身都感到放松。尤其是对于心情郁闷、胸闷以及心慌等症候均有良好的调节效果。

4. 先练呼吸，后加意念

练习纯熟之后，再慢慢加入意念的练习。切记不能因为加入意念的练习而影响了呼吸，总之一分钟呼吸法是以呼吸为主的练习方法。

三、功理功用

1. 吐故纳新，促进气体交换

一分钟呼吸法，通过均匀、细腻、柔和、深长的呼吸，不仅可以将体内代谢后的浊气彻底地呼出体外，而且可以最大限度地将自然界的清气吸入体内，深长缓慢的呼吸还有利于吸入体内的清气在肺内停留更长的时间，有利于气体在肺泡内的交换吸收，令吸入体内的氧气被充分吸收，进而进入血液被输送到全身各部。同时，深长的呼吸还可以增大体内横膈膜运动的幅度，起到类似按摩内脏的作用。

2. 行气活血，强壮脏腑

传统理论认为，呼吸是体内气运行不息的动力，如果呼吸停止，则气的运行和循环就会中断，进而死亡，故民间对于呼吸停止的死亡称之为断气就是这个道理。因此，在传统功法中，呼吸吐纳的练习与功夫就称之为行气。如东晋葛洪《抱朴子》有云："明吐纳之道者，则曰唯行气足以延寿矣。"又有"气为血之帅""气行则血行""气滞则血瘀"之理，所以呼吸吐纳具有行气、活血的功效，气血畅旺，则脏腑强健。长期习练，具有促进全身气血运行及强壮脏腑功能的作用。

3. 气定神敛，凝神聚气

屏住呼吸或尽量减弱呼吸时，可以使精神内敛而集中，故曰：气定神敛；集中精神、心无旁骛时，则呼吸自然减弱，甚则短暂停止，内气随之凝聚不动，故曰：凝神聚气。由此可见，呼吸与精神情绪之间有着密切的关系，一分钟呼吸法，是透过呼吸锻炼来调整精神的方法之一。通过呼吸的调整，可以达到自我调整情绪、自我减压的作用，减少积累而成的抑郁病、神经衰弱等。当情绪紧张的时候，还可以通过一分钟呼吸法来安定自己的情绪和思维。

四、中医智慧

1. 呼吸的重要性

呼吸对生命而言是至关重要的，看似简单却又无比复杂。无论在中医还是西医看来，呼吸都不单只是一个简单的动作，而是牵涉并影响了全身各个部分、各个组织器官的复杂机能。人与人的呼吸状态，甚至每个人在不同时刻的呼吸状态都不尽相同，一个人在一段特定时间里的呼吸状态，很大程度地反映了其当时的身体甚至思想情绪情况，相反来说，通过调整一个人的呼吸也可以调整其身体和思想状态。

2. 呼吸的方式

呼吸的方式方法是多种多样的，最常见的是胸式呼吸和腹式呼吸，还有鼻呼吸和口呼吸，一般人所用的自然呼吸方式多数是鼻吸鼻呼的胸式呼吸。

胸式呼吸在呼吸时以胸廓的运动起伏为主，藉着胸廓的活动来协助肺脏的呼吸运动。而腹式呼吸在呼吸时以腹部的运动起伏为主，原理是呼吸时利用腹部的活动带动体内横膈膜的运动，从而大大增加肺脏的容量，在加大肺容量的同时又不会给胸腔内的其他组织器官（如心脏）带来压迫。所以，这种呼吸方式对人体健康非常有利，也所以，在各种养生方法或运动方式中都强调腹式呼吸的重要性。很多专业运动员，尤其是长跑等耗氧量大的运动员的呼吸方式，都是以腹式呼吸为主。

在众多的呼吸方式里面，我们选择了最简单有效，又最容易练习的鼻吸、口呼的自然呼吸方法（按照自己平时的习惯去选择胸式呼吸还是腹式呼吸），配合上头部的动作，可以使我们的呼吸更符合生理的状态，更为顺畅。

3. 呼吸与气血

无论在中医、养生保健的角度，还是现代医学的角度，理想的呼吸状态都应该是均匀、细密、柔和、深长的。在传统中医学和养生学的角度来看，每一次呼吸都是推动身体气血运行的原动力。《黄帝内经·灵枢》里有"漏水下百刻，以分昼夜，故人一呼，脉再动，气行三寸，一吸，脉亦再动，气行三寸，呼吸定息，气行六寸。十息，气行六尺，二十七息，气行一丈六尺二寸，日行二分。二百七十息，气行十六丈二尺，气行交通于中，一周于身，下水二刻，日行二十五分。五百四十息，气行再周于身，下水四刻，日行四十分。二千七百息，气行十周于身，下水二十刻，日行五宿二十分，一万三千五百息，气行五十营于身，水下百刻，日行二十八宿，漏水皆尽，脉终矣"。意思是每一次呼气，气会在脉内行走三寸，每一吸气，也会行走三寸，一次呼气和一次吸气加起来，气会在体内走六寸。中医有"气为血之帅，血为气之母"之说，说明血的运行要靠气的带领和推动。

可见，人身气血的运行与我们的呼吸息息相关，呼吸状态的好与不好也自然会影响到气血的运行状态，理想的呼吸方式可以帮助身体放松并有利于气血运行。另一方面，在现代医学的角度来看，均匀深长的呼吸可以令空气在肺内停留更长的时间，有利于气体在肺泡内的交换吸收，令吸入空气内的氧被充分利用，并同时减轻肺脏的负担。所以古人说："明吐纳之道者，则曰唯行气足以延寿矣"，就是说能够知道吐纳的方法（也就是呼吸的方法，"吐"指呼气，"纳"指吸气），就知道了"行气"的方法，并可以藉着这些方法达到延年益寿的目的。

4. 呼吸与脏腑

前面说到呼吸不只是一个简单的反射性动作，更是一种牵涉并影响到全身各个器官组织的复杂机能。古人认为不同呼吸的方式不仅跟肺有关联，也与我们体内不同脏腑的功能有很大的联系，这与中医五脏系统的特性和功能有关（有关这方面的说明见一分钟五禽拳的部分）。在生活中有很多的例子可以说明：

比如：当我们感觉手冷的时候，会自然搓搓手然后哈 / 呵一口气，我们会发现这口气是热的，而这种带有"哈"或者"呵"音的呼气方式在传统养生学里认为是跟心（这里指的是中医五脏系统中的心，并非西医所指的心脏）有关，而中医的心在五行中属火，有着热的特性，所以这种气息也是热的。

又比如：当我们冬天在户外感觉很冷的时候，会忍不住地不断倒吸气并发出"嘶"的声音，在养生学的角度，这种倒吸的"嘶"音与肺有关，中医的肺主呼吸，就像上面所说，呼吸为气的动力，所以中医理论中有"肺主一身之气"的说法。而气是温暖的、运动的，所以当我们感觉很冷的时候，便不自禁的以倒吸"嘶"来将气敛回我们的体内来温暖自己的身体。

传统养生方式中，常常利用上面所说的这种原理来进行呼吸吐纳的练习，例如气功功法中很著名的"六字诀"，就是通过六种不同的发音呼吸方式，包括嘘、呵、呼、呬、吹、嘻，来进行对各个脏腑系统的锻炼，这里所指的脏腑并不是现代医学观念中的单独脏器，而是中医观念中的脏腑系统。我们在这里用以下的归纳来说明呼吸与身体锻炼的关系：

字诀	发音	协助发音的标准口型	气息	对应脏腑
嘘	Xu	扁的口型，口唇压扁，牙齿靠近	从两侧的槽牙旁发出	肝
呵	He	打开的口型，嘴巴牙齿张开	从舌头的上面发出	心
呼	Hu	圆的口型，上下嘴唇翘起形成圆形	喉音，从喉咙发出	脾
嘶	Si	咬的口型，牙齿碰在一起像咬东西	从碰触的牙齿缝中发出	肺
吹	Chui	活动的口型，先发 Ch 音再发 ui 音	唇音	肾
嘻	Xi	好像笑容的口型，嘴角向后拉	从两侧的槽牙旁发出	三焦

列表中的呵字诀与心之间的联系，以及嘶字诀与肺之间的联系在前面的例子中已经说明了。而为什么不同发音会与相应的脏腑有关系，也有深入的理论基础，例如，中医的肝主身体上所有两侧的地方，牙、嘴的两侧也包括在内，而"嘘"字诀的气息和发音是在两侧的槽牙旁

发出，所以与肝相应。"呼"字诀与脾相关，在中医观念里，脾为五脏的中央，而喉咙也属于脾所主，"呼"又为喉音，并将嘴唇翘起形成一个圆形，由圆形的中央发出，所以与脾相关。其他如此类推。除了六字诀这类气功的练习方法，其实佛教中念诵经咒的方法，或是歌唱中的美声唱法或者民族唱法其实也都有着类同的原理。有关六字诀的理论与方法，可以参阅国家体育总局早在2002—2003年组织国内众多专家挖掘、整理、编创的《健身气功·六字诀》的相关书籍及音像资料，笔者系参与编创、科研、普及、推广的主创专家之一，并为该功法书籍、音像的标准示范者。

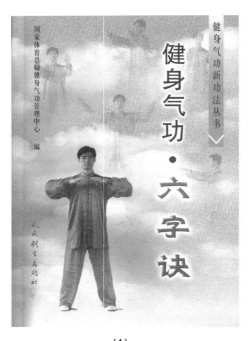

(1)

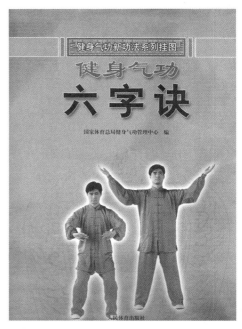

(2)

由国家体育总局推广、张明亮老师参与编创并亲自示范的
《健身气功·六字诀》图书及挂图封面

5. 呼吸与情绪

呼吸也与精神情绪有着密切的关系，中医常常说精气神，或者形气神，如果思想情绪安定，处于一种放松的、休息的状态的时候，你会发现自己的呼吸也变得轻柔、深长；相反如果情绪紧张、高亢的话，比如生气或者兴奋的时候，呼吸会随之变得浅而快。反过来看，是否可以利用调整呼吸来调整情绪思想？答案是肯定的。传统养生学中经常提到透过呼吸来调整精神的方法，而现代很多的科学研究和试验也都证实了这一点。其实，这种方法也早已被我们不知不觉地应用在日常生活中，最常见的例子是：情绪紧张的时候，我们往往都用深吸气来安定自己的情绪和思维。

6. 谈谈中医、气功及中国传统文化之气

关于气的理论及方法，是中医、气功以及中国传统文化中最基础、最重要，也是最具特色的内容。所以，想要学习中医、气功以及中国传统文化，我们必须首先要理解中国古人的宇宙观和生命观，其中最重要的莫过于"气一元论"，它也牵涉到一个中国传统文化所特有的概念——气。

说到气，我们首先联想到空气、气体，是一种物理、化学上的概念。但是，中医里面所提到的，或者中国传统文化中所说到的气并不单只是指空气、气体，而是一个涵盖更广的哲学概念，空气和气体只是气这个概念中非常小的一部分而已。

古人认为：宇宙万事万物皆由气所组成，而万事万物的各种发展、变化，也都因为气的运动和作用所化生。气是构成天地万物的最原始物质，而天地万物的生成、发展、变化都是气运动的结果，气更是人及其他生命体的生命本原。《庄子·外篇·知北游》中就有"通天下一气耳"的名句，《太平经》中有更直接浅白的"夫天地人，本同一元气"。因为天下万物都

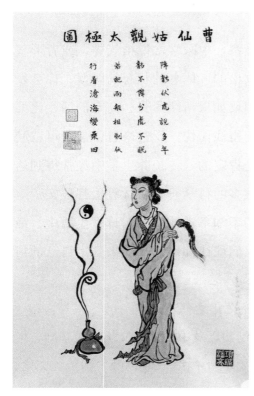

《曹仙姑观太极图》
（潘亮绘，张明亮审）

一分钟导引法——中医精粹导引术

是由气所组成，生命的理想存在方式就理应是天人合一，身、心、行、境和谐统一的状态。

那么气到底是什么呢？

古人认为，气充斥了整个宇宙空间，是最精微细小的物质存在，而这种物质存在又分为无形——一种弥散的、不断运动的状态和有形——一种凝聚在一起的稳定状态，所有可见的物质实体的本质其实都是气的这种有形状态。气的有形、无形状态并非永恒不变的，而是处于不断的转化之中，虽然我们未必可以察觉到这个转化的过程。

或许这些概念并不是很好理解，但纵然如何的不理解，气的内涵其实早已渗透在中国人的日常生活中，这可以在中文的一些用词里反映出来。例如：人的精神和面色，称为气色；鼻子闻到的味儿，称为气味；人相对稳定的个性特点，称为气质；能容纳不同意见的度量和能容忍谦让的限度，称为气量；一个特定环境给人某种强烈感觉的精神表现或景象，称为气氛；做事的魄力，称为气魄；人的力量，称为气力等等。从这些用词中可以看到中国文化的气不只是指空气、气体，还包括了更多的内涵在里面。而中医学理论中所说到的气，如真气、元气、营气、卫气、宗气、心气、肝气、脾气、肺气、肾气以及气虚、气陷、气脱、气滞、气逆、气闭等等，也显然不能只是简单地用空气和气体的概念去解释和理解。

气是构成这个世界最基本的元素，而人作为世界的一分子，当然也是由气构成的，所以人与整个世界都是相同与相通的。对于人而言，气不仅构成了我们可以看得见、摸得着的身体，同时也构成了主宰我们生命的思想与灵魂，更重要的是，气更将我们的身、心联络成了一个密不可分的整体。所以，中国传统医学认为，我们的疾病、痛苦、烦恼，其实都来源于气。中医、针灸、推拿、气功、导引、太极以及静坐等的真正目的，就是通过系统的学习与实践，让我们逐步感知、了解气的运行与存在，进而提高我们对气的控制能力。在一定范围内，通过对气的调节与控制，达到改变身心、祛病养生的目的，最终获得身、心、行、境四位一体的一种完美的生命与生活状态！简单来说，中医、气功、太极、养生、静坐等的真正目的，其实就是让我们在正常的生命与生活过程中，尽可能减少和减慢对气的消耗，并通过系统修炼，提高我们对气的认知与控制能力，努力达到身、心、行、境四位一体的一种完美的生命与生活状态！

7. 《唤醒你的身体——中医形体导引术》一书中的相关论述

在《张明亮中医导引术系列丛书》之二《唤醒你的身体——中医形体导引术》一书中，除了重点讲述形体导引术的代表性功法——峨眉伸展功之外，还列出一篇专门论述呼吸吐纳及相关的功法介绍，建议读者参阅该篇论述与本篇内容结合学习，可起到相得益彰的效果。兹将《唤醒你的身体——中医形体导引术》一书中《吐纳篇》的目录附录如下，供读者参考。

📖 **小贴士**

不可小觑的一分钟呼吸法

　　一分钟呼吸法是峨眉伸展功的标配功法哈气放松功的简化版，其中彼此相套的关系，首先表明一分钟呼吸法是简化到不能再简化的呼吸练习方法，故而有"最简捷的吐纳炼气术"之说。

　　因为峨眉伸展功与哈气放松功的关系可以概括为：一形一气，一外一内，相得益彰！哈气放松功与一分钟呼吸法的关系则相对简单：即每种呼吸的练习次数由3次简化为1次。故而，一分钟伸展操与一分钟呼吸法则是浓缩版的内外呼应，具体到练功中，前提是先把形体拉伸开，然后再练呼吸。

一分钟呼吸法虽然简捷却效用不凡，基于它把很多的理论浓缩到简短的练习方法中。首先说身体，它相当于是一个硬件，若想让体内的气血运行畅通，先得把这个硬件搞好——犹如要打通管道，关住了，血液就流不过去，打开了，就可以流过去；而呼吸相当于是动力，血液流动靠其推动。实际情况是，管道打开是为血液流动做了准备，只是有可能流过去，到底能否流过去还另说。因为导引对形体的作用，解决的是管道的问题，如果把管道都打开了，血液还没有流过去，这时候要解决的就是动力问题——即呼吸，因为血液流动靠气，而气的运行靠呼吸，所以练呼吸就是练气，练气就是练血。

　　辅以动作、配以音乐的一分钟呼吸法，能更好地体悟——呼吸是推动身体气血运行的原动力，其本身还有让心放松、让心静下来的调心作用，并且有调节精神情志及相关慢性病等良效。随着这种呼吸练习的深入，逐步到了吐纳炼气的调息层面，我们从形动练达神静，能否水到渠成，就需要调息这一桥梁与纽带，足见呼吸的作用有多重要！

　　"九层之台，起于累土"，从一分钟呼吸法入手，由浅入深，伴您成就养生的高度！

第四章

一分钟冥想术

存思凝神，让纷乱的心绪变得安宁

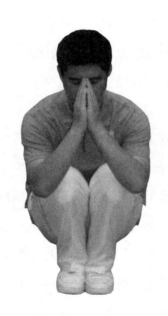

冥想，古代又称为存思、观想，是一种古老而又新潮的养生方式，但很多人都不清楚冥想到底是什么。简单来说，冥想是通过对思想的自我引导来使思想情绪安定下来，集中在某一种状态中，从而达到放松思想、稳定情绪进而放松身体和提高自我意识、情绪调控能力的方法。

冥想可以很简单，也很容易练习，对体力的需求很小，只要在一个自己感觉舒适且比较安静的地方就可以进行。冥想对放松身心和集中思想都非常有效，正因为如此，在中国气功、印度瑜伽、许多宗教以及现代的替代医学中，都非常重视并论述了相关的方法。所以我们推荐给大家这套蕴含五行妙义的冥想练习，通过发挥想象，让人的心灵在美好的事物里找到安宁与平静，缓解精神和身体的压力，保持良好的身心状态。

一分钟冥想术，以炼神为主。通过对木、火、土、金、水五行的观想，提高精神意识的自我控制能力，有助于清除污染、净化心灵。一分钟冥想术，就是运用这种冥想的方法，把中国传统文化中古老的五行学说作为冥想的对象。

五行学说是中华传统文化中独特古老的智慧，因此在中国文化中占据非常重要的一部分内容。它把宇宙万物归纳为木、火、土、金、水这五大类型，其中用木来展示生发的状态，用火来展现开散的状态，用土来展现内合的状态而主蕴化，金表示收敛的状态，水表现润下的状态。一分钟冥想术就是通过冥想木、火、土、金、水，配合相应的动作，来帮助人们理解、体会中国传统的五行学说。更重要的是在这种练习过程中，让我们逐步找回人与大自然血脉相通、息息相关的状态。

我们编创了这套很容易掌握的冥想练习，希望有更多人可以认识并受益于此，配合一分钟伸展操和一分钟呼吸法来练习，效果更佳，尤其适合生活枯燥、工作紧张的都市人作为一种放松身心的养生健身方式。

一、功法操作

1. "木"的冥想

（1）两脚并拢，自然站立，呼吸自然，目视前方（图4-1）。

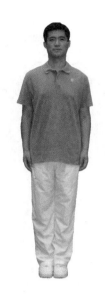

图 4-1

（2）屈膝下蹲至全蹲，两臂自然环抱两腿膝，两手合掌并以两食指尖轻触"山根穴"、两中指尖轻触"印堂穴"，缩身拱背。冥想：自己仿佛就是即将发芽的一粒种子（图4-2）。

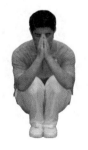

图 4-2

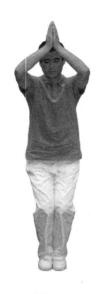

图 4-3

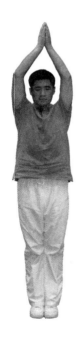

图 4-4

（3）两手中指带动两臂慢慢向上伸展，身体、两腿亦随之慢慢向上伸展、直立。同时冥想：自己仿佛就是刚刚破壳的苗芽，勃勃生机、茁壮生长（图 4-3、图 4-4）。

【重点提示】

（1）全蹲时，两脚要平铺于地面，两脚跟不能抬起。若完成此动作有困难时，也可以采取站立或坐在椅、凳上的姿势进行练习。

（2）身体起立时，微收下巴、提耳根劲，借以带动身体微向前上方伸展，并配合两手中指及手臂向上的伸展，身体即可轻松地起立。若完成此动作有困难时，可以采取站立或坐在椅、凳上的姿势进行练习。

2. "火"的冥想

左脚向左侧横开半步，两脚分开约与肩等宽，同时两掌向左右分开并向远处伸展，两掌心向前，头微后仰。同时冥想：自己仿佛面对着早上刚刚升起的太阳及其放射出的万丈光芒，或想象自己如同早上刚刚升起的太阳，放射出万丈光芒、照耀着四方（图4-5）。

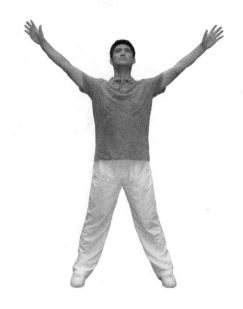

图 4-5

3. "土"的冥想

收下巴、顶百会、提耳根劲，同时两手转掌心向下并下"按"至两髋关节旁，两腿随之屈膝微蹲。冥想：自己独自一人站在宽广无垠的苍茫大地上（图4-6）。

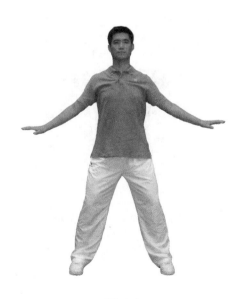

图 4-6

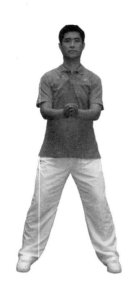

图 4-7

4. "金"的冥想

两手慢慢收至胸前合掌，同时两腿随之伸直自然站立。冥想：自己全身以及周围的所有事物都仿佛变成了水晶，仿佛变成了一个晶莹剔透的水晶世界（图4-7）。

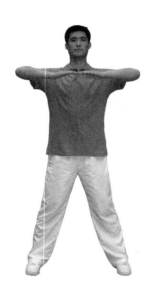

图 4-8

5. "水"的冥想

（1）抬肘分掌，转掌心向下、指尖相对，两臂与肩同高（图4-8）。

（2）中指带动，两掌向前伸
展至两臂平行、掌心向下（图
4–9）。

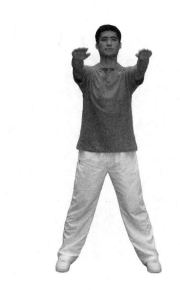

图 4-9

（3）两掌带动两臂向左右伸
展成"一"字势的侧平举，两臂
掌向左右伸展时要柔和、缓慢如
蛇行蚕蛹，又似波涛滚滚的海浪
（图4–10）。

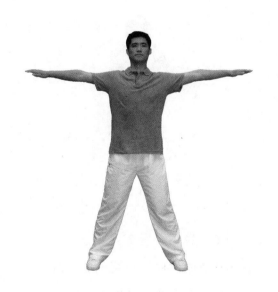

图 4-10

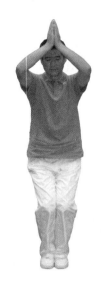

图 4-11

（4）动作（1）~（3）时，同时冥想：茫茫大海，一望无际。

（5）左脚收回，两脚并拢，两腿屈膝下蹲成全蹲，同时两掌合掌于面前，并以两食指尖轻触"山根穴"、两中指尖轻触"印堂穴"，两臂自然环抱两腿膝，缩身拱背，同时冥想：自己仿佛大海中的一滴小水珠（图 4-11、图 4-12）。

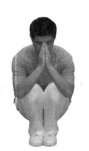

图 4-12

（6）身体慢慢直立还原，两手分开还原体侧，目视前方，呼吸自然，全身放松（图 4-13）。

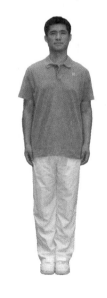

图 4-13

【重点提示】

（1）冥想时要集中注意力，想象的景象要形象逼真。

（2）木、火、土、金、水五种冥想之间的转换要清晰、快捷，不要拖泥带水，即使还没有冥想清楚也要随着动作或口令迅速转到下一个冥想。因为，其实这种冥想的转换也是对意念力的一种训练方法。

（3）冥想术的动作是为了更好地配合完成冥想，所以不能为了完成动作而影响了冥想。

二、学练要领

1. 冥想的景象越清晰越好

冥想时，所想象的内容与情景越逼真、越清晰越好，借此来集中精神和注意力。

2. 冥想要"匀速"进行

冥想时，要按照木、火、土、金、水的顺序匀速进行，既不能为了想象清楚而停滞不前（太慢），也不能模模糊糊一带而过（太快），更不能影响了下一个景象的冥想时间。

3. 冥想要学会彻底"翻篇儿"

冥想时，从一种冥想到另一种冥想，要学会迅速、彻底地翻篇儿，不能拖泥带水、随意想象。比如，"木"的冥想结束后，要迅速完全进入"火"的冥想，这中间不要有任何联系与联想，不要想这些植物与太阳之间有任何关系，其他冥想也要如此。

4. 要以冥想为主，动作为辅

一分钟冥想术，是以冥想为主、动作为辅的。冥想前，要先熟练动作，然后再配合动作进行冥想，尤其不能因为想动作或做动作而影响了冥想的进行。

三、功理功用

1. 放松大脑，净化心灵

一分钟冥想术，通过对木、火、土、金、水五行情景的观想，有助于集中注意力，提高精神意识的自我控制能力，从而使大脑神经得到放松，使纷乱的心灵得到净化。

2. 体悟五行文化与智慧

一分钟冥想术就是通过冥想木、火、土、金、水五行的景象，并配合相应的功法习练，不仅让人们从思想上，而且还通过更多身、心的感受与觉悟，真正了解中国传统文化与智慧中的五行学说，更重要的是在这种练习过程中，让我们逐步找回人与大自然血脉相通、息息相关的状态。

四、中医智慧

1. 什么是冥想

冥想是一种侧重于自我精神和意识思维的锻炼方法，在中国古代称为存思、存想或者观想，是通过一些特定的想象，使人的思想逐步达到安静的状态，从而协调身心达到健康的目的。

冥想的主要目的是放松身心，让我们进入静的状态。虽然我们常常说"生命在于运动"，但运动需要建立在静的基础上，这就是为什么在工作、运动过后需要休息，在一天的生活之后需要睡觉。如果没有这些静的基础，

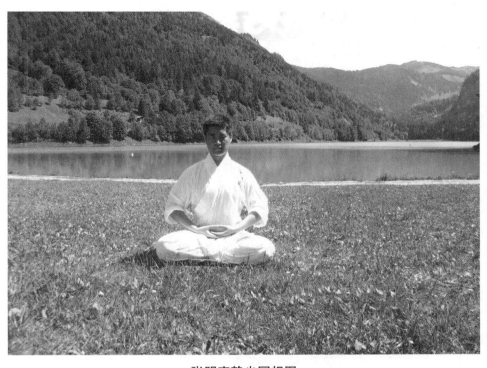

张明亮静坐冥想图

就不可能有动的能力。或许每个人需要的休息时间、可以坚持不休息的时间长短不一，但都必然需要休息的过程，就好像我们每天使用的手机，用了一段时间后必须重新充电一样。

2. 冥想的方法

冥想的方法也是多种多样的，但可以简单归纳为两大类：一种是"以念制念"，就是用一些特定的想象来制约自己的思想，以便消除其他的各种杂念，我们在一分钟冥想术中用的就是以念制念的方法。另一种是"以一念代万念"的方法，也就是以一个固定的念头来替代其他所有的杂念，把精神集中固定在自己身体上的某一个部分，或者外在环境中的某一样东西上，都属于这种方式，比如中国气功中的意守丹田，或者瑜伽冥想里常

81

用的注视面前的一根蜡烛的方法，都是以一念代万念的方法。

3. 五行学说简述

五行学说是中国独特而古老的智慧，是我们传统文化中非常重要的一部分内容。在五行学说中，宇宙万物被归纳为——木、火、土、金、水五大类型。很多人都误会五行只是单纯地指五种物质，于是，关于五行的很多理论就变得很难理解。进而五行在很多人的心目中就变成不科学的、"玄"的东西。事实上，五行更接近于一种哲学的概念、一种理性的归纳方法，而木火土金水只是借用了五种物质的某些特性，来表达被归纳在这一行里各种事物的特质。其中用木来展现生发的状态，用火来展现开散的状态，用土来展现内合、蕴藏化生的状态，金表示收敛的状态，水表现润下的状态。五行是一个很大的概念，在这里不再继续深入讨论，只是简单地介绍一下：

一分钟导引法——中医精粹导引术

五行	颜色	季节	相应脏腑	特质	引申意义
木	青	春	肝、胆	树木向上生长，树枝向外舒展、能屈能伸之特性	生长、升发、条达、舒展、发散
火	赤	夏	心、小肠	火的炎热、上升之特性	温热、升腾、向上、明亮
土	黄	长夏	脾、胃	宽广大地般包容滋养万物	承载、受纳、孕育、化生
金	白	秋	肺、大肠	金属的顺从、变革的特性	肃杀、收敛、沉降
水	黑	冬	肾、膀胱	水般滋润、向下的特性	滋润、向下、寒凉、闭藏

4. 神与形的关系

前面介绍的伸展操是对形体的训练，呼吸法是对气的训练，而冥想术则是直接作用到神的层面上。神是思想、情绪、智力等等，在中医里，神并不是独立的，而是受到整个身体状况，各个脏腑系统的状态和功能所影响。传统医籍里面常提到五脏神的问题，中医基础理论中也说到人的五志，也就是各种精神情志分别与五脏有关。这些都说明人的思想意识并非独立存在，而与形、气是一个整体。从过去的西方文化观点中，身体和精神思想被视为两个分开的个体，但随着现代医学和现代科技的不断发展，人的意识思维与大脑功能的密切联系早已被证实。中风病人因为脑出血，或者脑血管梗塞而导致突然的昏迷、晕厥，以及各种神经系统上的后遗症，比如半身不遂、言语不清、甚至痴呆、昏迷等等，其实也都是形气神之间密切关联的一个明显例证。有美国的科学研究提出，血液除了为大脑提供氧气和营养之外，也通过调节神经元的活动而影响大脑对信息的处理。我们都知道血液的流动和调节，与身体里的多个脏腑器官有密切的关系，所以这项最新的研究从另一个角度证实了中医的整体观，以及五脏与神志之间的关系。

五脏	肝	心	脾	肺	肾
五神	魂	神	意	魄	志
五志	怒	喜	思	悲	恐

　　一分钟冥想术就是通过冥想这种方法，把中国传统文化中的五行学说融入里面，配合与木、火、土、金、水相应的肢体动作，并按照五行相生的顺序来进行练习以求调整身心。

5. 静的意义

　　静的意义是什么？不说话、不运动不一定就是静，甚至在睡觉时也未必处于静的状态。尤其是生活紧张的人，往往在睡觉时仍不断牵挂思索着日常生活中的一切。这里所说的静有更深层的含义，是指我们的身、心都安定下来，处于一种宁静的状态。让身体安静休息很容易做到，让思想静下来却不是一件容易的事情，因为思想的静不是睡着觉，也不是发呆，更不是外表看起来平静而思绪不断，真正的静是一种高度清醒却又不被任何思绪或者外在事物影响的、非常安定和平稳的状态。当你尝试去令自己思想安静的时候，会发现思绪纷纷，甚至是自己无法控制的，往往越想去控制，思绪反而越纷乱。

所以，在各种养生健身的方法中往往用不同的方法去平定思绪，原理多数是让精神思想集中在某些事物，从而减少其他思绪的产生，然后慢慢达到安定的状态，常见的方法有利用肢体动作的，有利用呼吸调整的等等，种类繁多不在此一一叙述，而冥想便是其中最常见的一种。

 小贴士

一分钟冥想术——立意精妙乾坤静

当您伴随着一分钟冥想术悠扬空灵的音乐，沉浸在大千世界的冥想中而如临其境时，可曾感悟到宇宙万物与我们身体的那种微妙呼应，其中妙义略述一二。

"大地无垠"蕴深意　在土的冥想中，对应人的脾的系统，而脾主意，故意识的把握——怎么得意更为重要。冥想时，身体安稳如大地，前后左右都有支撑感，冥想的对象则是宽广无垠的苍茫大地，所以一定要想四周——前后左右都同时往远处想，且想得越远越好，而不要只是往前想。因为一般人闭上眼睛想遥远的地方，人的意识的惯性是想前方，这一点是首先要避免的误区，从练功的角度尤为重要。

本冥想的独特立意在于：这样想的结果，实际上你的意识是在身体中间，根本未出身体之外，因为面对前后左右四周，要做到四面同时往远处想，你必须找到中才能往远，而且越往远想，你的注意力会越集中于身体的内心，这就是为什么不要只想前方的原因所在，四处辐射式地往远想，实际上你的意识会越来越集中在身体里面，这样人体脾土对应的气机——蕴的状态就显现了。

"水晶世界"何其妙　在金的冥想中，对应人的肺的系统，通过冥想，应合肺金收敛的状态。此处以心澄貌恭的姿态开始冥想时，为什么以水晶作为五行的冥想对象呢？这是因为，肺对应的气机是合，即要往回收敛的状态，金属亦有此特性，从气的运动状态看，五行之金应是广义的金，古人认为金属类、金饰品与石头都是一类，其密度都比较高，而且密度高的东西、其气是往回收的，这也是同样大小的东西重量不一样之故，所以水晶亦属同类，想水晶并未跳出金之外。

本冥想的独特立意在于：让冥想者全方位想水晶，一是想自己的身体像水晶做的，想自己的身体是透明的，自然就会往回收；二是在冥想的过程中，人的精神不会很集中、一定会想别的，这时候想到什么，就把这些想到的人、景、物都变成水晶，都想成是水晶的。以此方式去冥想，反而能够囊括你的想象——周围全部是水晶的，就更容易收合起来；三是冥想中的状态就像水晶，它本身有清澈、清凉、清净的作用在内，而且水晶冰清至洁、浑然天成的质感，也容易让注意力集中起来，找到想要冥想的那种感觉。这也是为何没有把冥想对象选为黄灿灿的黄金，那是出不来这个效果的。

一分钟冥想术，正是在诸如此类的美好中静下来的妙法，静是一种境界，更是一种生命的力量。因为拥有了内在精神世界的宝藏，心清静、意清静，就是生命的健康态！庄子曰："言以虚静推于天地，通于万物，此之谓天乐"；曾国藩语："静在心，不在境"；苏东坡语："静故了群动，空故纳万境"。唯有心静，心无杂念乾坤静，静下来，是我们恒远的追求！

第五章

一分钟拍打功

循经导气，让紊乱的气脉变得顺畅

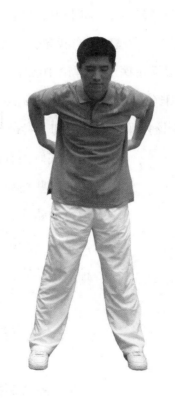

按摩是很多人喜欢的一种放松和治疗方式，不同国家和文化都有属于自己的按摩方式，而中国传统的中医和养生也非常重视按摩，中医按摩是一种博大精深的技术，不仅能治疗外在肢体、筋骨的疾病，也可以治疗很多内科疾病。

在传统养生学中，按摩属于导引的一种，导引涵盖了按摩、肢体动作、气功等方法，而导引方法中最简单的一种是"拍打"，拍打同时又是中医按摩中的一种手法，是利用双手轻轻拍打身体来达到促进气血循环，疏通经络，调节脏腑，放松肌肉，强壮筋骨的作用。拍打是人人都会的动作，无论男女老少、体质强弱都可以轻轻松松、随时随地进行。在没有其他人，不需要任何器械的协助下，就可以自我按摩、自我导引，起到保健养生的效果。

一分钟拍打功是根据中医经络理论中经络的循行路线和规律而编排。具体拍打路线是足三阳经→足三阴经→手三阴经→手三阳经，形成一个循环。所以练习的时候应该按照这个次序和节奏进行。中医的经络理论认为，

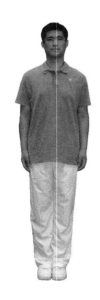

人体的气血循着特定的路线和规律不断运行，而这些路线就是经络。经络不仅仅是气运行的路线，也将身体的各个部分连成一个整体，经络联系着脏腑和人体体表的各种组织、器官。

一、功法操作

1. 头面部拍打

（1）两脚并拢，自然站立（图5-1）。

图 5-1

（2）左脚向左开步，两脚分开与肩同宽，两脚平行站立，目视前方，心静体松（图5-2）。

（3）两手轻轻拍打面部、头部（图5-3、图5-4）。

【重点提示】

（1）拍打面部时，顺序是由下向上拍打，共8个节拍，并可配合音乐节奏进行。

（2）拍打头部时，顺序是由前向后拍打，共8个节拍，并可配合音乐节奏进行。

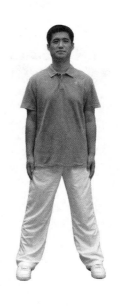

图 5-2

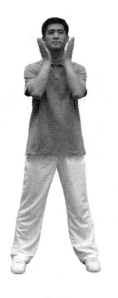

图 5-3

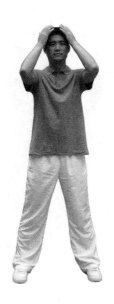

图 5-4

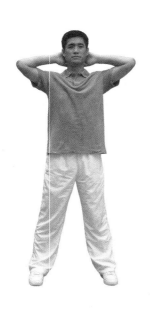

图 5-5

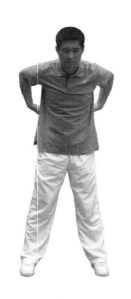

图 5-6

（3）拍打时，手法应轻脆而富有节奏感，并运用"动快走慢"的"齿寒法"，下同。

2. 项背部拍打

两手轻轻拍打项部（脖子后面）、上背部（图5-5）。

【重点提示】

（1）拍打项部时，顺序是由上往下拍打，共4个节拍，并可配合音乐节奏进行。

（2）拍打背部时，顺序是由上往下拍打，共4个节拍，并可配合音乐节奏进行。

3. 背腰部拍打

两手轻轻拍打下背部、腰部（图5-6）。

【重点提示】

（1）拍打下背部、腰部时，顺序是由上往下拍打，共8个节拍，并可配合音乐节奏进行。

（2）注意：腰为肾之府，肾脏为闭藏之脏，要收敛固密。故腰部不能重拍，要在皮肉层面轻轻拍打即可。

4．下肢部拍打

两手先轻轻拍打腿部外侧，再轻轻拍打腿部内侧（图5-7、图5-8）。

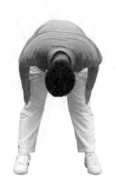

图 5-7

【重点提示】

（1）拍打腿部外侧时，顺序是由上往下拍打，臀部及大腿外侧共拍打8个节拍，小腿外侧共拍打8个节拍，并可配合音乐节奏进行。

（2）拍打腿部内侧时，顺序是由下而上拍打，两小腿内侧共拍打8个节拍，两大腿内侧共拍打8个节拍，并可配合音乐节奏进行。

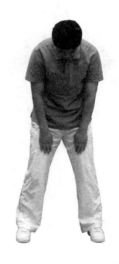

图 5-8

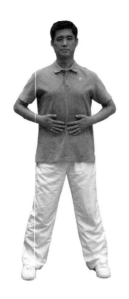

图 5-9

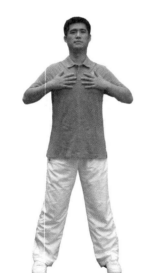

图 5-10

5. 腹胸部拍打

两手轻轻拍打腹部及胸部（图 5-9、图 5-10）。

【重点提示】

（1）拍打腹部时，顺序是由下而上，共拍打 8 个节拍，并可配合音乐节奏进行。

（2）拍打胸部时，顺序是由下而上，共拍打 8 个节拍，并可配合音乐节奏进行。

6. 上肢部拍打

（1）用右手轻轻拍打左臂内侧及外侧（图 5–11、图 5–12、图 5–13、图 5–14）；

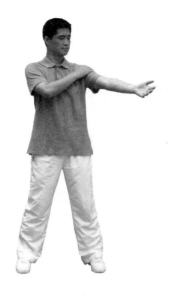

图 5-11

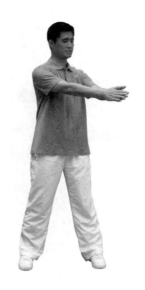

图 5-12

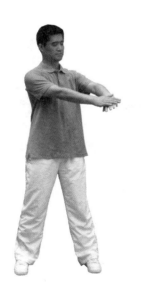

图 5-13

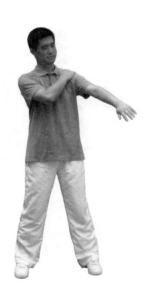

图 5-14

（2）用左手轻轻拍打右臂内侧及外侧（图 5–15、图 5–16、图 5–17、图 5–18）。

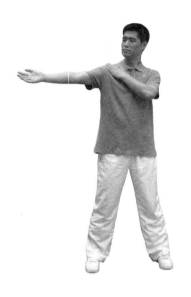

图 5-15

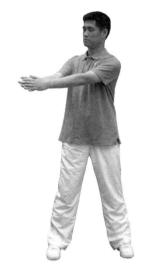

图 5-16

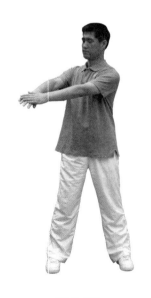

图 5-17

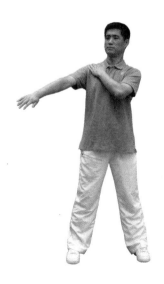

图 5-18

一分钟导引法——中医精粹导引术

【重点提示】

（1）用右手拍打左臂内侧时，顺序是由上往下，从肩到肘共拍打 8 个节拍，从肘到手共拍打 8 个节拍，并可配合音乐节奏进行。

（2）用右手拍打左臂外侧时，顺序是由下而上，从手到肘共拍个 8 个节拍，从肘到肩共拍打 8 个节拍，并可配合音乐节奏进行。

（3）用左手拍打右臂时，方法、顺序同前，唯左右方向相反。

7. 胸腹部拍打

（1）用两手轻轻拍打胸部及腹部（图 5-19、图 5-20）。

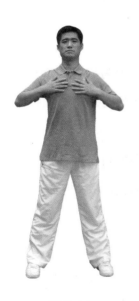

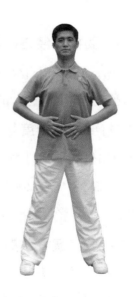

图 5-19　　　　　　　　　图 5-20

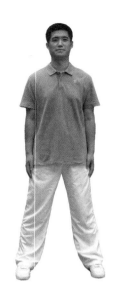

图 5-21

（2）两手还原体侧，左脚收回，两脚并拢站立，身形中正，气定神凝（图 5-21）。

【重点提示】

（1）拍打胸部时，顺序是由上往下，共拍打 8 个节拍，并可配合音乐节奏进行。

（2）拍打腹部时，顺序是由上往下，共拍打 8 个节拍，并可配合音乐节奏进行。

二、学练要领

1. 拍打要按照经络循行方向

一分钟拍打功的拍打顺序不能随意改变，因为拍打功的拍打顺序是按照经络的循行方向依次进行的，这有利于经络畅通并促进气血运行。

2. 拍打要注意力度与密度

一分钟拍打功，拍打力度的大小，可以根据自己的情况灵活掌握，但总以"痛者不痛,不痛者知痛"为原则。并且拍打要一掌接着一掌严密进行，不能隔三岔五、乱拍一通，古人称之为"动快走慢"的"齿寒法"。

3. 拍打要掌握好节奏

一分钟拍打功的练习，最好配用专门的一分钟拍打功音乐进行练习，这样可以掌握好拍打的节奏与速度，同时还具有调畅心情的作用，可以起到事半功倍的效果。

三、功理功用

1. 疏通经络，条畅气血

拍打可以促进人体内"瘀者散之、虚者补之"的双向调节作用，并有助于疏通经络，调畅气血，清除体内垃圾，排除毒素。

2. 调畅情志，祛病养生

拍打头颈部可以使人精神放松；拍打胸背可以刺激胸背部皮肤和皮下组织、促使体内的血液循环加快，增强内分泌功能和免疫力；拍打腰背部，可以防治腰痛、腰酸、腹胀、便秘和消化不良等疾病；拍打四肢和各个关节，可以使肌肉、关节得到适度放松，并起到松弛肌肉、柔韧血管的作用。

四、中医智慧

1. 拍打的功效

拍打虽然是一个简单动作，却有非常好的作用，也是中医按摩中最为常用的一种手法。拍打具有双向调节的作用，能使虚得到补，实得到泻。当我们出现手指或身体发冷、苍白，也就是传统医学认为"气虚""血虚""阳虚"的症状时，通过拍打可以变暖、变红，提高温度而促进血液的运行，达到行气活血的作用。在中医的观点里"不通为痛"，也就是身体的疼痛往往是因为经脉受阻所造成，更简单说是气血的不通所造成，在这样的情况下，可以用轻轻拍打的方式来疏通经脉，起到行气活血从而止痛的作用。同样的道理，红肿的地方也可以用相同的方法来消肿散结。

在现代医学的角度来看，适当力度的轻轻拍打亦同样起到保健、预防疾病的作用。拍打所产生的震动可以传导到肌肉的深部，舒缓肌肉紧张，并促进血液循环及增加血管的柔韧性。有利于各种相关疾病的防治。

2. 循经拍打

一分钟拍打功的拍打路线有特定的次序和节奏，是根据中医经络理论中经络的循行路线和规律而编排。所以，练习的时候应该按照这个次序和节奏进行，不应该随便乱拍，否则会使保健养生的作用大大减低。

简单总结起来，在一分钟拍打功中，我们从足三阳经到足三阴经，再循行手三阴经，到手三阳经，形成一个循环，最后回到下腹部的丹田，使气血形成一个大的循环，最后收敛到丹田之中。

3. 经络学说简述

中医的经络理论认为：人体的气血循着特定的路线和规律不断运行，而这些路线就是经络，但经络不仅仅是气血运行的路线，也将身体的各个部分连成一个整体。经络联系着脏腑和人体的各种组织、器官，就像是一个国家中的道路网，或者是电话线网络、电脑网络，起着连接和沟通全身不同部分的作用。但经络与道路、电话／电脑网络不同的是它并没有一个实体可见的存在，虽然有固定的路线，却只是一个无形的轨迹。并且，这个轨迹路线只存在于生命体有生命的时候，如果生命消逝的话，这个轨迹路线也不复存在。就像喷射飞机在飞行时可以通过机尾所喷出的白烟清晰显示出其飞行路线，但这条飞行路线并没有实质的轨道，飞机飞过后，白烟很快消散，我们再也不可能找回与原来丝毫不差的路线。这也是为什么很多利用现代科技和西医技术去研究经络却终究不得要领，加上对于气的概念的混淆不清，更加令这些研究的结果无功而还，也令现代人对经络的理解更加混乱，甚至导致一些人开始怀疑

一分钟导引法——中医精粹导引术

经络的存在。

　　有研究观点认为经络等于血管，或者等于神经，或者淋巴液环流的路线，虽然经络与这些部分有所重叠，但血管、神经等等并不等于经络。有过利用中医针灸治疗疾病的体验的话，就会对针灸的存在深信不疑。以中医的针刺进行治疗的时候，病人往往会有很强烈的酸、麻、胀、痛的感觉，我们称为针感，并且这种针感会顺着很明显、很明确的路线传导，这就是经络。同时，施术的医生在进行针刺的时候，也往往会有手下的感觉，比如针尖被吸住的感觉，或者看到针刺周围的皮肤有一圈小小的红晕，这些都是针刺发生效用的表现，我们称为得气。

　　平时我们所看到经络图上的经络和穴位，或者是针灸治疗中所用的穴位，其实只是整个经络系统中在人体体表的循行部分，这些体表的循行部分皆有分支路线与身体内部的脏腑、器官之间的经络系统连接着。这也是为什么在中医的治疗中，常常用针灸、按摩等刺激体表穴位、经络的方法来治疗身体内部的内科疾病，相反又用调理内在脏腑的方法来治疗体表器官的疾病，这些都跟经络联系了身体的内外有着莫大关系。

　　人体的经络循行路线，系统庞杂，武侠小说中常常出现的奇经八脉和中医常常提到的十二正经都是人身经脉中比较重要的部分，是经络中的主干；还有很多小的络脉，如果用河流的主干来比喻经脉的话，络脉就是支流和小溪。除此之外，还有十二经筋和十二皮部，十二经筋是十二经脉之气连属的筋肉关节等等，而十二皮部是十二经脉及所属络脉在体表的反映区，经筋和皮部可以视为被河流网所灌溉和滋润的土地。

　　奇经八脉和十二正经到底是哪些呢，在此做一个简单的介绍：

十二正经		奇经八脉
手三阴经	手太阴肺经	督脉（循行在脊柱正中）
	手厥阴心包络经	任脉（循行于人体胸腹正中）
	手少阴心经	冲脉
手三阳经	手阳明大肠经	带脉
	手少阳三焦经	阴跷脉
	手太阳小肠经	阳跷脉
足三阴经	足太阴脾经	阴维脉
	足厥阴肝经	阳维脉
	足少阴肾经	
足三阳经	足阳明胃经	
	足少阳胆经	
	足太阳膀胱经	

十二正经中带有脏腑名称，说明这条经脉与哪个脏腑有最密切的联系，但不代表同一条经络与其他脏腑、组织、器官没有关系。相反，每条经络其实都与身体中的很多脏腑、组织、器官发生联系，并因此而形成了经络这个庞大复杂的网络。至于脏腑名称的手足、阴阳等字眼与经络的循行路线和脏腑、经络本身的特性有关，关于这方面的讨论比较专业和深入，我们不在此详加叙述，可以参考相关的中医书籍。

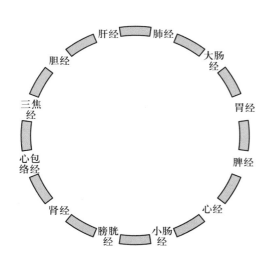

十二经络运行规律

一分钟五禽拳

形神并练，让疲惫的身心变得元气满满

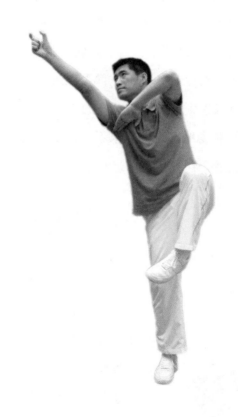

武术是中国文化中非常引人注目的一个部分，武术的各种动作不仅引人入胜，也是极佳的强身健体方式，但武术对于一般人来说并不是一种容易学习和练习的体育方式，往往需要长时间的训练和扎实的基本功。在一分钟五禽拳中，我们尝试用一套简单易学的动作来体现中国武术的精华，使其成为一项有益一般人，尤其是有益青少年身心健康的运动。这套动作通过爪、拳、掌、指、勾等手法及弓、马、虚、仆、歇等步法的各种组合变化，融入了中医理论，并吸取了传统养生方法、武术、气功的精华，蕴藏了青龙、白虎、朱雀、玄武等中国传统文化的内涵。

一分钟五禽拳不仅可以强身健体，还可以训练和增进思考能力、注意力、平衡力、毅力及耐力等。动作中包含了旋转、开合、缩放、侧屈、前俯、后仰等各种不同的姿势，对全身各个部位都可以进行有效的锻炼，并注重手指、脚趾的运动，可以达到促进末梢循环的目的。

一分钟五禽拳动作对场地、时间要求不高，适合大众练习，同时所需时间短，观赏性强，也适合在各种大型运动会上表演。

一、入门基础

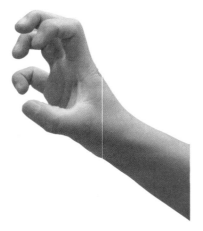

图 6-1

1. 爪——虎爪

手型：五指伸直并尽力张开，然后再用力屈指内扣成虎爪（图 6-1）。

要领：屈指内扣时，只是指关节屈曲而掌指关节要保持伸直的状态。

2. 拳——卷心拳

手型： 四指并拢卷握成拳，大拇指紧压在食指和中指的第二指节处（图 6–2）。拳又分为拳面、拳背、拳心、拳眼、拳轮等。

要领： 五指握紧，拳面要平，拳背和前臂成一条直线。

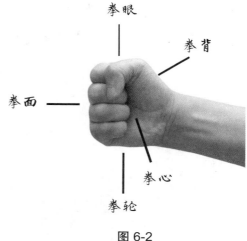

拳眼

拳背

拳面

拳心

拳轮

图 6-2

3. 掌——柳叶掌　荷叶掌

（1）柳叶掌

手型： 四指并拢伸直，大拇指屈曲内扣于虎口处（图 6–3）。

要领： 四指并拢并用力伸直，大拇指用力内扣并靠在食指侧面或食指一侧的掌缘，五指并拢，形如柳叶，故名。

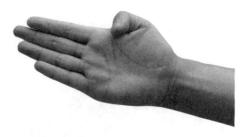

图 6-3

（2）荷叶掌

手型： 五指伸直并微微向左右张开，掌心微微内含（图 6–4）。

要领： 五指向左右张开则力达五指及指尖，掌心内含则蓄力于掌心，其形如荷叶，故名。荷

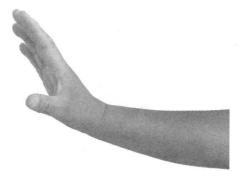

图 6-4

叶掌进可攻、退可守，攻防兼备。荷叶掌在一分钟五禽拳中仅用于"寒鸡独立"一式当中，五禽拳其他各式中的掌型均为柳叶掌。

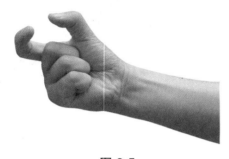

图 6-5

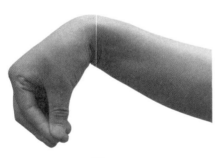

图 6-6

4．指——日月扣指

手型：大指与食指弯曲对握成锁扣之势，两指尖相距约 1 ～ 2 厘米，中指、无名指、小指并拢卷握成拳（图6-5）。

要领：中指、无名指、小指要用力并拢卷握，大拇指和食指对握、力达指尖。

5．勾——鸡头手

手型：手腕内屈，五指向内屈曲并捏拢成"勾"形（图6-6）。

要领：此手型形如"勾"形，故名勾手，又其形也像"鸡头"一般，所以也称为鸡头手。勾手劲在腕背，掌心含空。

6. 弓步

步型： 两脚分开一大步，前腿屈膝如弓，脚尖朝向身体正前方，后腿伸直似箭，脚尖内扣约45度，故名弓箭步，简称弓步，左腿在前称为左弓步（图6-7），右腿在前称为右弓步。

要领： 弓步时，大腿略高于水平，膝盖不超过脚尖；箭步时，后腿要用力蹬地并伸直；整个脚掌要均匀受力并贴紧地面；上半身要保持中正，双眼平视前方。

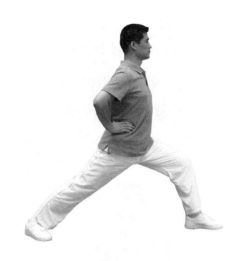

图 6-7

7. 马步

步型： 两脚分开，两脚相距约自己脚长的 2.5 ~ 3 倍，两脚平行，脚尖向前，两腿屈膝下蹲，两大腿略高于水平，势如骑马，故名骑马势、骑马裆，简称马步（图6-8）。

要领： 马步时，松腰、沉髋、屈膝、下蹲，要次第分明、层层递进；两小腿要尽量与地面垂直，膝盖尽可能不超过脚尖；后背要尽量伸直，不可前倾，也不能翘臀，整个身体重心要平分在两腿之上。

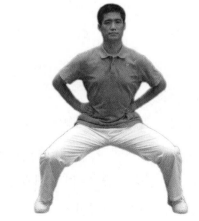

图 6-8

8. 虚步

步型：一腿屈膝半蹲，另一腿跨前半步并以脚尖点地，左腿在前时称为左虚步，右腿在前时称为右虚步（图6-9、图6-10）。

要领：身体重心主要放在屈膝半蹲的支撑腿上，下蹲的幅度可量力而行。

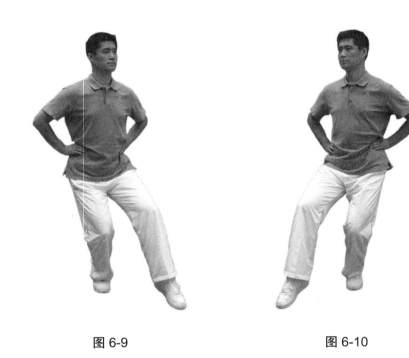

图 6-9   图 6-10

9. 仆步

步型：两腿分开，脚尖向前，一腿屈膝全蹲，大腿和小腿尽量贴紧；另一腿则向外侧伸出，腿膝伸直并尽力贴近地面，左腿伸直为左仆步，右腿伸直为右仆步（图6-11、图6-12）。

要领：仆腿一侧的脚外缘不可向上翻起，屈腿一侧的脚跟不可提起，两脚的脚掌都要紧贴地面。

一分钟导引法——中医精粹导引术

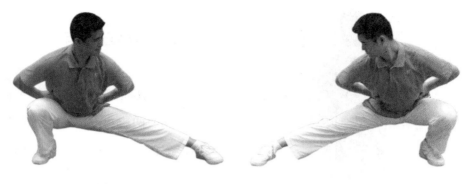

图 6-11   图 6-12

10. 歇步

步型： 两腿前后交叉，双腿屈膝下蹲，臀部坐于后脚脚跟上，上体保持中正，左腿在后为左歇步（图 6-13），右腿在后为右歇步（图 6-14）。

要领： 歇步时重心尽量向下，坐稳于脚跟上，不要摇晃，上半身要尽量伸直。

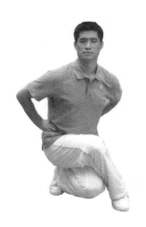

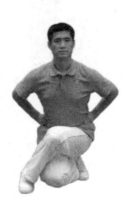

图 6-13   图 6-14

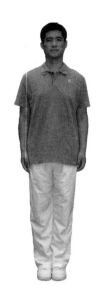

图 6-15

二、功法操作

1. 敬礼

（1）两脚并拢，自然站立，头正颈直，目视前方（图 6-15）。

（2）左手做柳叶掌、右手握拳，两臂由体侧画弧至胸前敬礼，左手掌心贴于右拳拳面，掌心斜向下，气定神凝，目视前方（图 6-16）。

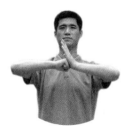

图 6-16

（3）两臂收回，还原体侧，目视前方（图 6-17）

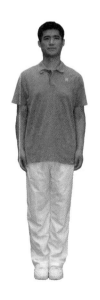

图 6-17

2. 抱拳预备

（1）两臂腕在体前交叉，右手在前，左手在后，掌心向内目视两掌（图图6-18）。

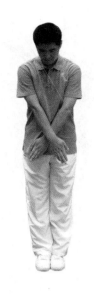

图 6-18

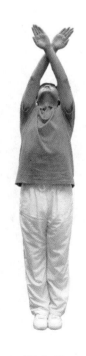

（2）两臂向前、向上直臂抬起并举至头顶上方，转成掌心向前，目视两掌、目随掌动（图6-19）。

图 6-19

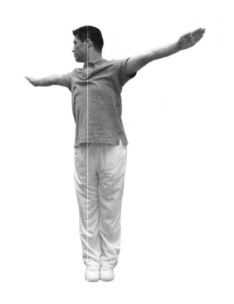

图 6-20

（3）身体略向右转，双手臂顺势向两侧伸展，掌心向前，目视右手（图 6-20）。

（4）两臂继续向远、向下伸展，当双臂向两侧伸展到两腿外侧时，屈肘提掌，两掌顺势握拳并收至腰侧，拳心向上，拳眼向外；同时身体转正、头部转向身体的左 45 度，目视左侧的 45 度（图 6-21、图 6-22）。

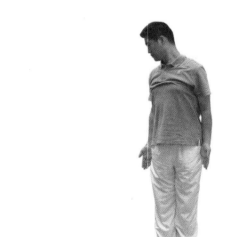

图 6-21

【重点提示】

（1）两臂伸展要充分、缓慢，目随掌动，全神贯注。

一分钟导引法——中医精粹导引术

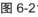

（2）抱拳并收到腰间与头颈左转的动作要快速、短促而有力，不可拖泥带水、顾此失彼。

3. 青龙探爪

左青龙探爪

（1）左拳变掌，带动左臂向左侧伸展，由下向上，再经头顶上方压至右胸前，目随掌动、目视左掌掌背，右拳在腰间不变（图6-23、图6-24、图6-25、图6-26）。

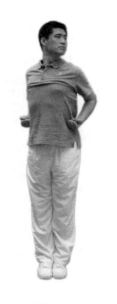

图 6-22

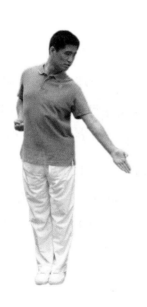

图 6-23

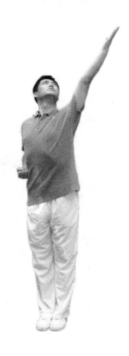

图 6-24

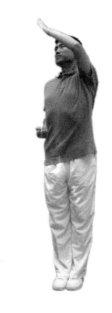

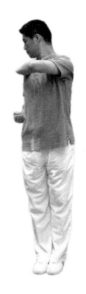

图 6-25　　　　　　　　　　图 6-26

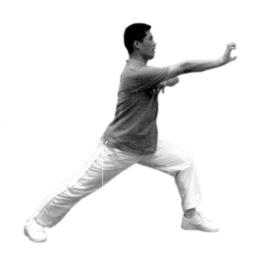

图 6-27

（2）身体左转，左脚向左侧
跨出成左弓步；同时两手变爪，
然后右爪经左爪上方穿出并向左
侧击出，左爪停于右腋下，两目
平视；同时大声吐气发"哈"音
（图 6–27、图 6–27 侧）。

一分钟导引法——中医精粹导引术

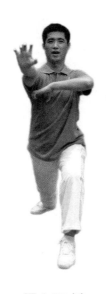

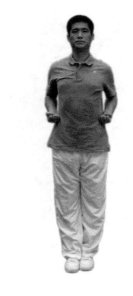

图 6-27 侧 　　　　　　　　　　　图 6-28

（3）右脚向左脚靠拢收回，两脚并拢，同时身体转向正前方，两"爪"则随之变拳，收回腰间，目视前方（图6-28）。

右青龙探爪

（4）右拳变掌，带动右臂向右侧伸展，由下向上，再经头顶上方压至左胸前，目随掌动、目视右掌掌背，左拳在腰间不变（图6-29、图6-30、图6-31）。

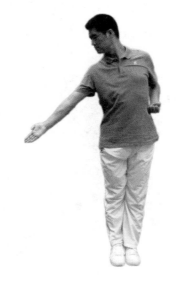

图 6-29

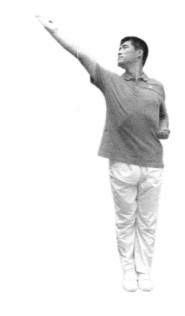
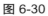
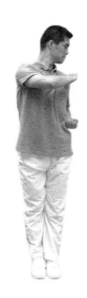

一分钟导引法——中医精粹导引术

图 6-30   图 6-31

（5）身体右转，右脚向右侧跨出成右弓步；同时两手变爪，然后左爪经右爪上方穿出并向右侧击出，右爪停于左腋下，两目平视；同时大

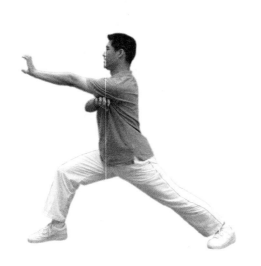
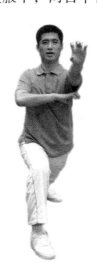

图 6-32   图 6-32 侧

声吐气发"哈"音（图6-32、图6-32侧）。

（6）左脚向右脚靠拢收回，两脚并拢，同时身体转向正前方，两"爪"则随之变拳，收回腰间，目视前方（图6-33）。

【重点提示】

（1）伸臂、压掌动作要舒展大方，目随掌动。

（2）弓步探爪的动作要干净利落、快速有力、力达指尖。

（3）吐气发"哈"音时要短促有力，以声助力，并与探爪的动作要协调统一、内外相合。

4. 鹰击长空

左鹰击长空

（1）左脚向左侧横跨半步，同时两拳变掌，伸臂，经身体两侧在体前拍击两掌，两掌约与肩同高，目视前方（图6-34）。

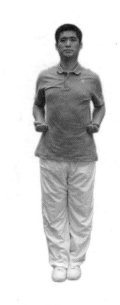

图 6-33

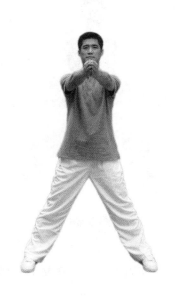

图 6-34

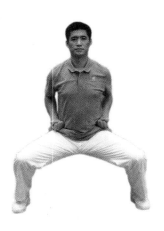

图 6-35

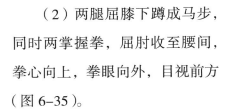

（2）两腿屈膝下蹲成马步，同时两掌握拳，屈肘收至腰间，拳心向上，拳眼向外，目视前方（图 6-35）。

（3）左拳从腰间向前用力冲拳，同时转拳心向下，并大声发"哈"音，左拳约与肩同高，马步及身体不动（图 6-36、图 6-36 侧）。

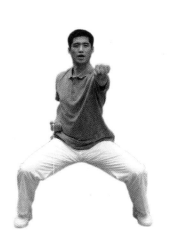

图 6-36

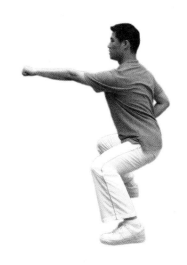

图 6-36 侧

（4）左臂屈肘，左拳及小臂顺势收回并向左格挡，同时大声发"哈"音，定势时拳心向内、拳面向上，目视前方（图 6-37、图 6-37 侧）。

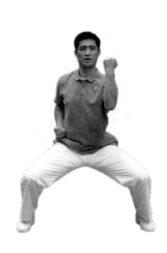
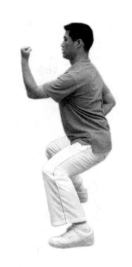

图 6-37　　　　　　　　　　　　图 6-37 侧

（5）右腿伸直独立，同时右拳从腰间向前冲拳、左脚向前蹬出，左拳则收回腰间，吐气大声发"哈"音（图 6-38、图 6-38 侧）。

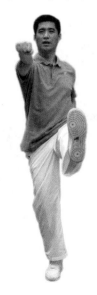
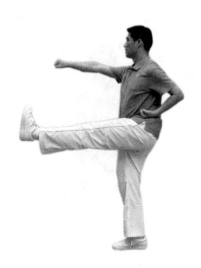

图 6-38　　　　　　　　　　　　图 6-38 侧

（6）左腿收回落下还原成马步，右拳收回至腰间，与此同时，左拳则从腰间用力向前冲拳，并吐气大声发"哈"音（图6-39、图6-39侧）。

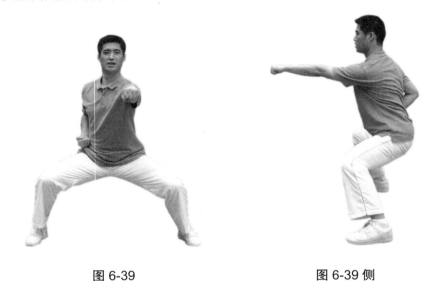

图 6-39   图 6-39 侧

右鹰击长空

（7）右拳从腰间向前用力冲拳，同时转拳心向下，左拳则收回腰间，并大声发"哈"音，右拳约与肩同高，马步及身体不动（图6-40、图6-40侧）。

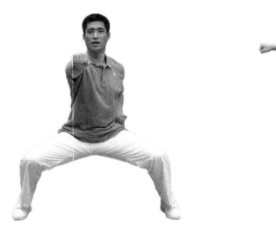

图 6-40   图 6-40 侧

（8）右臂屈肘，右拳及小臂顺势收回并向右格挡，同时大声发"哈"音，定势时拳心向内、拳面向上，目视前方（图6-41、图6-41侧）。

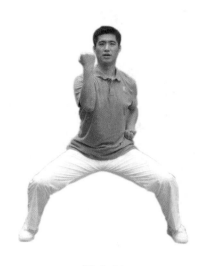
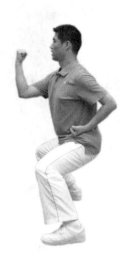

图 6-41　　　　　　　　　图 6-41 侧

（9）左腿伸直独立，同时左拳从腰间向前冲拳、右脚向前蹬出，右拳则收回腰间，吐气大声发"哈"音（图6-42、图6-42侧）。

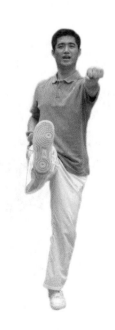

图 6-42

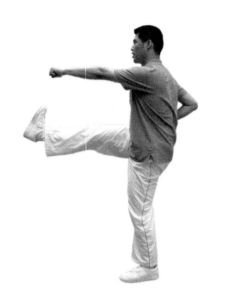

图 6-42 侧

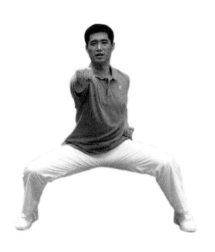

图 6-43

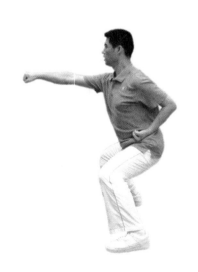

图 6-43 侧

（10）右腿收回落下还原成马步，左拳收回至腰间，与此同时，右拳则从腰间用力向前冲拳，并吐气大声发"哈"音（图 6-43、图 6-43 侧）。

【重点提示】

（1）向左右跨步要与两掌拍击同时完成，两掌拍击要清脆响亮。

（2）马步冲拳时，手臂从腰间旋转向前发力，从拳心向上转

一分钟导引法——中医精粹导引术

为拳心向下，动作要迅速有力，同时配合吐气发声而助力。

（3）屈肘格挡动作要与发"哈"声协调配合、内外一致、短促有力。

（4）独立冲拳时，左右手、上下肢动作要协调统一、短促有力，不可顾此失彼、手忙脚乱。另外，蹬腿时，要勾起脚尖、脚跟用力，抬腿的高度约与腰同高。

（5）落步冲拳要干脆利落，不要拖泥带水。

（6）鹰击长空是一组连贯的、有节奏的组合动作，整套动作拳脚并用、内外结合、干净利落、气势恢宏。这套组合拳的练习节奏类似"哈 - 哈 - 哈哈，哈 - 哈 - 哈哈"。

（7）左右两侧动作要点相同，唯左右方向相反。

5. 寒鸡独立

（1）左寒鸡独立。接上式，伸膝、起身，右脚顺势内扣、身体左转约45度，左脚内收点地成左虚步，同时右拳变掌（荷叶掌）收至腹前，左拳变掌（荷叶掌）经右掌上方向前探出，目光从左掌指尖上方看出去，目视前方（图6-44）。

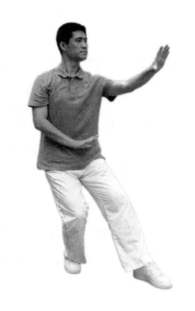

图 6-44

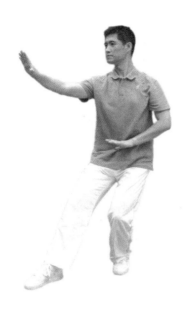

（2）右寒鸡独立。上式略停，左脚内扣落地踏实，右脚内收点地成右虚步，身体右转朝向右前方45度，同时左掌（荷叶掌）收至腹前，右掌（荷叶掌）则经左掌上方向右前方探出，目光从右掌指尖上方看出去，目视前方（图6-45）。

图 6-45

一分钟导引法——中医精粹导引术

【重点提示】

（1）本式掌型均为荷叶掌。

（2）身体转动要轻盈灵活，手脚配合要协调一致，定势时身体是朝向左或右前方约45度。

（3）寒鸡独立，要犹如鸡、鸟等独立于寒天雪地之中，内心安逸、气定神闲。

（4）本式是一个以静制动、虚位以待的动作，外整身与形、内调气与神。

6. 白虎穿林

（1）左白虎穿林

① 接上式，身体转正，右脚踏地，脚尖向前，同时右掌收至腰间变"日月扣指"，左掌变"柳叶掌"，左臂则由下、左、上向右直臂抡臂至右上方，目视左掌（图6-46）。

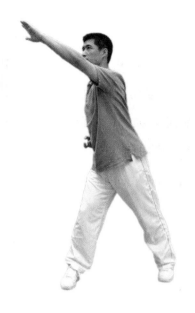

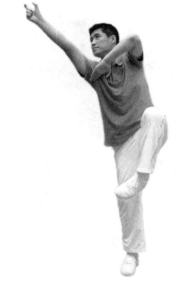

图 6-46 图 6-47

② 上式不停，右手"日月扣指"经左手上方向右上方扣击，左掌顺势收至右腋下，同时左腿屈膝提起，身体略向右上方探出，目视右手（图6–47）。

③ 上式略停，左脚向下、向左铲出，左腿伸直仆地，右腿随之屈膝全蹲成"左仆步"，同时左掌向下、向左经体前及左腿内侧穿出，右手变柳叶掌向右后伸直（图6–48）。

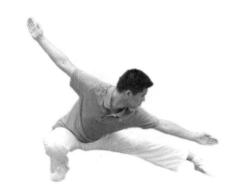

图 6-48

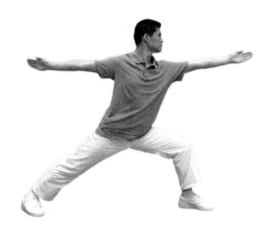

图 6-49

④ 上式不停，左掌继续向左侧穿出，同时右脚蹬地、右腿伸直如箭，左腿则屈膝如弓成"左弓右箭步"，身体转向左侧，目视前方（图6-49）。

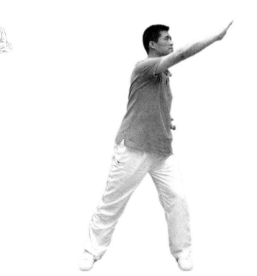

图 6-50

（2）右白虎穿林

① 接上式，身体转正，左脚踏地，脚尖向前，同时左掌收至腰间变"日月扣指"，右臂则由右向左上方抡臂，目视右掌（图6-50）。

一分钟导引法——中医精粹导引术

② 上式不停，左手"日月扣指"经右手上方向左上方扣击，右掌顺势收至左腋下，同时右腿屈膝提起，身体略向左上方探出，目视左手（图6-51）。

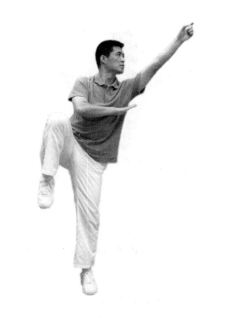

图 6-51

③ 上式略停，右脚向下、向右铲出，右腿伸直仆地，左腿随之屈膝全蹲成"右仆步"，同时右掌向下、向右经体前及右腿内侧穿出，左手变柳叶掌向左后伸直（图6-52）。

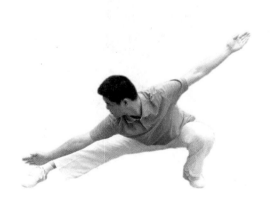

图 6-52

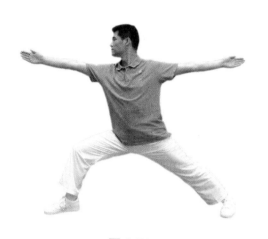

图 6-53

④ 上式不停，右掌继续向右侧穿出，同时左脚蹬地、左腿伸直如箭，右腿则屈膝如弓成"右弓左箭步"，身体转向右侧，目视前方（图 6-53）。

【重点提示】

（1）抢臂时，要目随掌动，动作要舒展大方。

（2）日月扣指击出时，要与提膝、压掌协调配合。

（3）提膝独立时，身体可略向外倾，以配合"上探"的动作，但要注意保持身体的平衡。

（4）仆步与穿掌要协调配合。

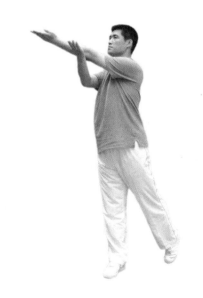

图 6-54

（5）从提膝扣指到仆步穿掌，再到弓步穿掌，动作由高到低、由右向左（或由左向右），要一气呵成、协调连贯，犹如白虎穿林、又似燕子抄水，故名。

7. 虎踞龙盘

（1）左虎踞龙盘

① 接上式，右脚微内扣，转成脚尖向前，右脚蹬地、右腿伸膝，左腿随之跟进，脚尖点地，身体立起；同时左掌内收经胸

一分钟导引法——中医精粹导引术

前、右臂上方向右上方穿掌，右
臂随之屈肘内收于胸前（图
6-54、图6-55）。

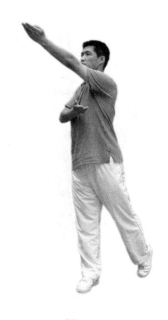

② 上式不停，左掌由右上
向左下身体后方抡臂，右掌则经
腋下向身体后方穿出，并向右上
方抡臂，同时左脚向右脚后方插
步，两腿屈膝全蹲成左歇步，同
时头颈左转，右掌坐腕、亮掌，
左掌则屈腕成勾手，两臂伸直、
后展，目视左侧（图6-56、图

图 6-55

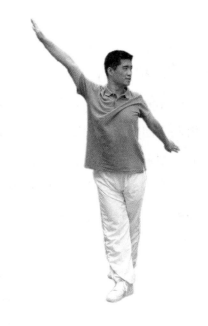

图 6-56

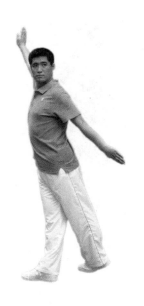

图 6-56 侧

第六章　一分钟五禽拳

127

6–56 侧、图 6–57、图 6–57 侧)。

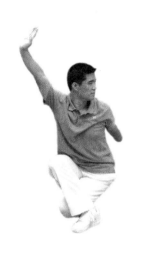

图 6-57

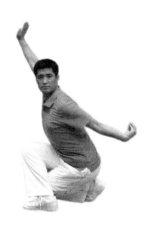

图 6-57 侧

一分钟导引法——中医精粹导引术

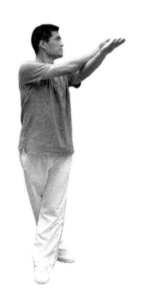

图 6-58

（2）右虎踞龙盘

① 接上式，身体起立，左脚向左侧横跨半步，左勾手变掌由左下向右上方抡臂，同时右掌向外划弧再内收经胸前、经左臂上方向左上方穿掌，右脚则顺势向左腿后方插步（图 6–58）。

② 上式不停，右掌继续穿掌，再由左上方向右下方抡臂，同时左掌则经腋下向身体后方

穿出，并向左上方抢臂，两脚插步不变，两腿屈膝全蹲成右歇步，同时头颈右转，左掌坐腕、亮掌，右掌则屈腕成勾手，两臂伸直、后展，目视右侧（图6-59、图6-59侧、图6-60、图6-60侧）。

【重点提示】

（1）由弓步直立时，要借助两臂、掌的动作，使上下肢动作协调，腰腿才不会觉得太吃力。

（2）左右两臂抢臂要协调配合，上下、左右对拔拉伸，两臂运动轨迹犹如在空中画了一个圆。

（3）歇步亮掌时，动作要干净利落、上下配合。

（4）虎踞龙盘的整个动作是先高后低、先伸展后缩降，动作起伏较大，练习时要注意动作的协调配合与对比，体现出虎虎生威的气势。

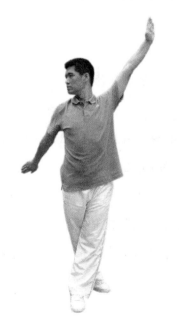

图 6-59

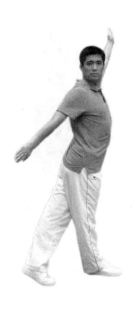

图 6-59 侧

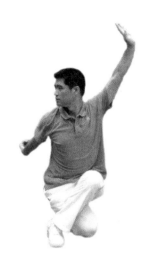

图 6-60

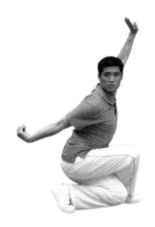

图 6-60 侧

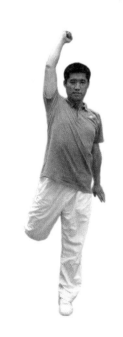

图 6-61

8. 并步砸拳

（1）接上式，身体直立，重心移至左腿，右腿屈膝后展、脚尖绷直、脚心朝上，同时左臂由上向下、后抡臂，掌心斜向上，右臂则随之由下向上、后抡臂，同时勾手变握拳，目视前方（图6-61）。

（2）右脚落地、震脚并与左脚并拢看齐，同时左掌收至腹前，掌心向上，右拳则由上而下用拳背砸击左掌掌心，目视前方（图6-62）。

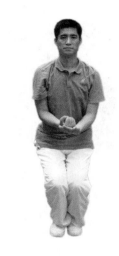

图 6-62

【重点提示】

（1）左腿独立，要注意保持平衡；右腿屈膝提起，腿要尽力向后展，脚尖要尽力绷直，脚跟要尽力向臀部方向靠拢；左右抡臂，一上一下，协调配合。

（2）并步砸拳时，动作要干净利落、短促有力，震脚与砸拳要同时完成。

9. 抱圆收势

（1）接上式，右脚向右后方45度撤步成左弓步，同时两手变柳叶掌，从腰间向左前方45度用力插掌，掌心相对，两臂平行，并大声发"哈"音，目视左前方（图6-63）。

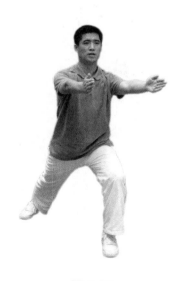

图 6-63

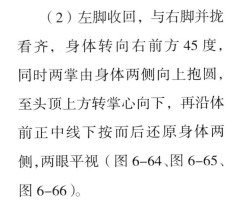

（2）左脚收回，与右脚并拢看齐，身体转向右前方45度，同时两掌由身体两侧向上抱圆，至头顶上方转掌心向下，再沿体前正中线下按而后还原身体两侧，两眼平视（图 6-64、图 6-65、图 6-66）。

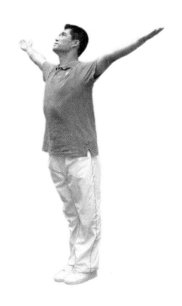

图 6-64

【重点提示】

（1）双插掌、腿后撤与发"哈"音，要协调配合，短促有力。

（2）抱圆收势时，两臂要舒

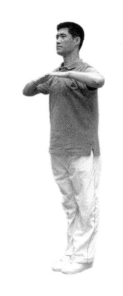

图 6-65

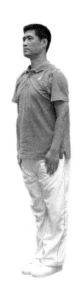

图 6-66

展大方，外导内行，呼吸调匀，
身心安静。

10. 敬礼

（1）接上式，左脚向正前方
上步，右脚随之跟进并与左脚并
拢看齐，身体转向正前方，同时
两臂从身体两侧收至胸前敬礼，
左手为掌，右手为拳，左掌心
抵贴于右拳拳面，目视前方（图
6–67）。

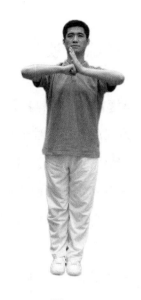

图 6-67

（2）两手松开，还原体侧，
目视前方，气定神凝（图6-68）。

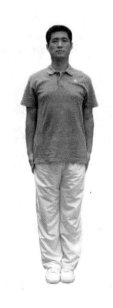

图 6-68

三、学练要领

1. 要提前做好热身及拉伸

一分钟五禽拳，相对于其他四套导引术而言，无论动作的幅度、速度、强度，还是动作的协调性、柔韧性、力量性，要求都要高。从某种意义上说，一分钟五禽拳其实就是前面四套导引术的整合与总和，所以在练习一分钟五禽拳之前，身体各部位都应该做好充分的拉伸与准备，以免在练拳时造成身体的损伤。

2. 要刚柔并济、快慢相间

一分钟五禽拳在掌握基本动作与套路之后，就要开始注意调整拳法的韵味，练拳时要体会刚与柔、快与慢、动与静、上与下、左与右、手与足等的对比、协调、配合等事项，整套拳法要体现出刚柔并济、快慢相间、动静结合、上下相随等。

3. 要形、气、神三者合一

一分钟五禽拳，要求动作、意念与呼吸——吐气发声要协调统一，不能顾此失彼。这样使人体的形、气、神三者在快速运动中达到合一，与在静坐中使人体的形、气、神三者在慢运动中达到合一，有着异曲同工之妙。

四、功理功用

1. 培力增勇，五脏平衡

一分钟五禽拳，以整合形、气、神、力的综合功能为主，通过手、眼、

一分钟导引法——中医精粹导引术

身法、步的协同配合，促进肝、心、脾、肺、肾五大系统之间的生态平衡，有助于培力增勇、整合身心、激发潜能。

2. 以形导气，武医融合

一分钟五禽拳，通过爪、拳、掌、指、勾等手法及弓、马、虚、仆、歇等步法的各种组合变化，达到调节与控制体内气血的运行，把中医的五行五脏、阴阳气血等学说有机地融入动作当中，吸取了传统养生、健身、武术、气功等精华。

3. 仿生导引，强身益智

一分钟五禽拳融入了仿生的思想，模仿龙、鹰、鸡、虎等动物的姿态，力求蕴含威猛、敏捷、安舒的神韵，起到肝、心、脾、肺、肾并练的目的，具有强身健体、开智生慧，训练和增进思考能力、注意力、平衡力、毅力及耐力等功效。

4. 运动全身，形神并练

一分钟五禽拳动作简捷明快，左右对称，体现了身体的全方位运动，包括旋转、开合、缩放、侧屈、前俯、后仰等各种姿势，对颈椎、胸椎、腰椎等部位进行了有效的锻炼。同时，还注重手指、脚趾的运动，以达到促进末梢循环的目的。习练过程中，在滑利关节、韧带、肌肉的同时，动作体现出威猛、敏捷、安舒的神韵，从而达到形气神并练的目的。

五、中医智慧

1. 话说武术

武术是中国特有的一种强身健体方式，流传广泛。武术种类繁多，有配合器械的剑术、刀术、枪术等等，所谓十八般武艺正是指出武器种类的繁多，真正的武器种类更不止十八种，而每一种都有配合各自特性的武术练习方法。不使用器械的武术同样不计其数，如拳术、掌法、腿法等等，再加上各门各派不同的练法和特色，令武术千变万化。武术不仅可以防身，也是传统的强身健体方法，更给了我们无数的想象空间。以武术为中心的武侠小说、武侠作品，以及现代的影视作品，都为整个中国文化添上了一抹传奇的色彩，也同时吸引了世界各地的目光。

的确，中国武术不仅仅是简单的打斗，而是通过身体的活动，反映出整个文化的不同方面，比如太极中的意境反映了我们的世界观，各种仿生拳体现了我们对于自然界其他生命的观察，各种运气、用力方法其实都与中医、养生的理论相通，优美的动作契合了中国文化的艺术理念等等。

2. 仿生五禽拳

一分钟五禽拳可以归纳在武术中拳术的范围，由于不需要任何器械的配合，也没有场地的限制，练习方便，拳术成为流传最广泛的武术种类之一。前几章介绍的伸展操、呼吸法、冥想术、拍打功都是有针对性的线性练习，分别着重于调整形体、呼吸、精神，以及进行全身的放松等，而这一章介绍的五禽拳则把我们的形、神、气、意、力综合在一起，在瞬间产生一种协调和爆发。与前面所讲述的四种健身方法相比而言，五禽拳的练习要复杂一些，也需要我们更多地习练才能掌握。

当然，拳术也分非常多的种类，其中一种是仿生拳，就是模仿其他动物或植物的形态而编创出来的武术套路。在我国，运动仿生源远流长。在长沙马王堆三号汉墓出土的文物里，就有描绘各种导引动作的帛画《导引图》，这些导引动作当中，很多都有仿生的痕迹。汉代名医华佗研究了虎、鹿、熊、猿、鸟五种动物的活动特点，并结合了中医养生的理论、导引吐纳的技巧，编创了一套很有特色的导引健身练习方法——五禽戏，至今仍在流传。

五禽拳融入了仿生的思想，模仿龙、鹰、鸡、虎等动物的竞技姿态，力求蕴含威猛、敏捷、安舒的神韵，起到肝、心、脾、肺、肾并练的目的。在功法的开始和结束时增加了起势和收势，使功法更加完整，以符合人体的运动规律。

3. 五禽拳与五脏学说

一分钟五禽拳是根据传统中医和养生学理论中肝、心、脾、肺、肾的五脏系统来进行编排的，肝、心、脾、肺、肾在祖国中医学理论中的概念是很特殊的，与我们现在所理解的这五个脏器的概念是有所不同。中医的肝、心、脾、肺、肾，更接近于一种系统的概念，例如肝，中医的肝不仅仅包括肝脏本身，也包括胆，包括身体的两侧，包括我们的眼睛，包括我们的筋（也就是全身的肌腱筋骨），还包括对于全身血液流动的调节能力，包括我们的情绪，如发怒，生气等等。简单来讲中医的"肝"是一个包含形（形体）、气、功能，还有我们的精神意识和思维意识在里面的一个统一的整体，是一个系统的概念。所以，这里对于肝、心、脾、肺、肾的练习不仅是对于五个脏器本身的锻炼，而其实是对全身的一个整体锻炼。

以五禽拳的第一个动作青龙探爪式为例，这个动作是以练肝为主的；在动作中用了爪的手型，而爪的手法需要运用筋骨的力量，前面说过筋正是属于中医肝的一部分；另外，青龙探爪这个动作，是需要左右交替练习的，前面也讲过身体的两侧也是属于中医肝的一部分，所以传统养生方法中练肝的动作一定是左右交替练习的；其他五脏的动作依此类推。

在一分钟五禽拳中我们编排的一系列动作都是对五脏的针对性练习，

可以对每一脏的整体系统进行调整。第一个动作调整肝，后面的动作相应调整心、脾、肺、肾，通过这样的练习可以使五脏系统中的每一个脏腑系统都得到协调和平衡，同时也让这五个系统之间形成一种整体的协调状态，进而是对人本身的一个整体调整。在以下的列表里面，我们把中医五脏所涵盖的各个方面做了一个简单的归纳，并包括五脏与五行的关系：

五脏	肝	心	脾	肺	肾
腑	胆	小肠	胃	大肠	膀胱
主要功能	疏泄、藏血	主血、主神志	运化、统血	呼吸、调节	藏精、主水
与形体关系	筋	血脉	肌肉、四肢	皮毛	骨、齿
步法	弓步	马步	虚步	仆步	歇步
手型	爪	拳	掌	指	勾
五华	爪	面	唇	毛	发
五窍	目	舌	口	鼻	二阴
五神	魂	神	意	魄	志
五志	怒	喜	思	悲	恐
五液	泪	汗	涎	涕	唾
气机	升	开	蕴	合	降
发展	生	长	化	收	藏
五行	木	火	土	金	水
五色	青	赤	黄	白	黑
五德	仁	礼	信	义	智
五方	东	南	中	西	北
四象	青龙	朱雀	金凤	白虎	玄武

上表是一个简单的归纳，其中牵涉到的一些问题在这里做简单说明：

● 各个腑器及相应的功能也都分别归属于五脏，相应的脏腑之间主要通过经络来联系，可以参考一分钟拍打功里的经络运行规律图。

● 关于五脏的主要功能，这里只是提到其中的一小部分，而每一种所述及的功能都包含了很多的方面。例如，肺的调节功能包括了对呼吸的调节、对水液代谢的调节、对气血运行的调节、对全身气机的调节等等；肾的藏精功能牵涉到生长发育和生殖功能，以及充养骨髓、脑髓和化生血液的功能等等。

● 身体的一些主要组织都各由五脏所掌管，归纳在"与形体关系"一栏里，我们可以通过这些组织的问题表现，来察觉其所归属的五脏系统的疾患，也可以通过调节五脏来强壮这些组织。

● 因为各种步法、手型的特点，可以用来锻炼相应的身体部分，从而锻炼相应的脏腑。

● 五华，"华"有光彩的意思，指五脏气血之盛衰，正常与否，会显现在与此脏相应的体表部位。

● 五窍、五神、五志、五液也分别是五脏功能、气血盛衰在与之相应的各个方面的体现。

● 在中国的传统文化中，青龙、白虎、朱雀、玄武被称为四象，具体是指东方苍龙（青龙）、西方白虎、南方朱雀、北方玄武。对于人体而言，青龙于五脏为肝，开窍于目，藏魂；白虎于五脏为肺，开窍于鼻，藏魄；朱雀于五脏为心，开窍于舌，藏神；玄武于五脏为肾，开窍于耳，藏精。精、神、魂、魄和谐于中央脾意土。《性命圭旨》云："眼不视而魂在肝，耳不闻而精在肾，舌不动而神在心，鼻不嗅而魄在肺，四者无漏，则精水、神火、魂木、魄金皆聚于意土之中，谓之和合四象。"四象和合即人体阴平阳秘、健康无病。

日月扣劲古传图诀

日月扣劲来源于《峨眉天罡指穴法》，兹将其古传图诀附录如下：

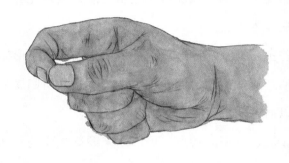

日月扣劲图

峨眉天罡指穴法
日月扣劲第六

威明日月晦明中	两指庚辛扣似弓
艮土求鱼宣十穴	拳尖蟹眼响叮咚
独阴足下取阳明	本节阴间扣骨铃
十指常疼推不痛	麻痹却令痛连心
十指尖尖扣紧摇	云吞雾吐响声潮
反拿剑诀肩通臂	一字平肩痛胀消

第七章

一分钟导引法集萃

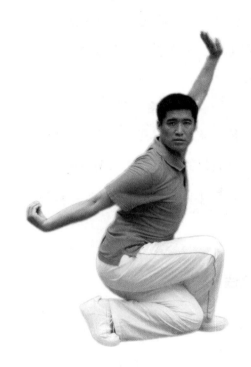

一、一分钟导引法口令词

1. 一分钟伸展操

功法神韵：轻松舒缓

领功解说：张明亮

口令词

抬手，分指展肩，屈指握拳，下落还原。

左侧伸展，还原放松；右侧伸展，还原放松。

十指交叉，两臂上举，低头伸臂，抬头看手，身体前屈，低头放松，直立还原，全身放松。

音 乐

乐曲以琴、箫、笛、筝为主奏乐器，首先以浑厚低沉的古琴声为引，使人心定意静；而随之响起的箫声，让人随着旋律自然舒展、放松；远处飘来的笛声，无限地扩展了心灵的境地；筝的奏响，更是令人身心恬静、潇洒自如。

2. 一分钟呼吸法

功法神韵：清新抒情

领功解说：张明亮

口令词

（鼻）吸气，（张口呼气）"哈"……；

吸气抬头，（张口呼气）"哈"……；

吸气抬臂，（张口呼气）"哈"……；

两手"捧气"，沐浴，全身放松；

两手重叠，静养。

音 乐

乐曲以古筝和箫为主奏乐器，以主旋律轮奏的形式发展。整曲曲风清新简洁、优美抒情，加以每小节首拍的重低音及长音的进行，可以帮助人们呼吸精气、消除疲劳。

3. 一分钟冥想术

功法神韵：悠扬空灵

领功解说：张明亮

口令词

即将发芽的一粒种子，勃勃生机，苗壮生长。

初升的太阳，光芒万丈。

苍茫大地，宽广无垠。

水晶世界，晶莹剔透。

茫茫大海，海中的一滴小水珠。

音 乐

乐曲以古琴、古筝、钟磬和箫作为主奏乐器。分别以木、火、土、金、水五行的意象为基准，表现了生发、激昂、宽广、明亮、柔和的五种情绪。古老的乐器赋予整曲一种神秘、古朴、淡雅的意境，使人们沉浸在自然、广阔的大千世界中自由冥想。

4. 一分钟拍打功

口令词

两手轻轻拍打面部→头部→脖子→后背→腰部→大腿外侧→小腿外侧→小腿内侧→大腿内侧→腹部→胸部→左臂内侧→前臂内侧→前臂外侧→上臂外侧→右臂内侧→前臂内侧→前臂外侧→上臂外侧→胸部→腹部。

音　乐

乐曲以竹笛、古筝和箫为主奏乐器，并加以明快的打击乐节奏，使乐曲产生轻快的跳跃感，令人感到轻松愉悦、逍遥自在。

5. 一分钟五禽拳

功法神韵：豪迈勇猛

领功解说：张明亮

口令词

敬礼，起，抱拳预备；

青龙探爪，青龙探爪；

鹰击长空，鹰击长空；

左寒鸡独立，右寒鸡独立；

白虎穿林，白虎穿林；

虎踞龙盘，虎踞龙盘；

并步砸拳，抱圆收势，敬礼！

音　乐

乐曲以竹笛、古筝、二胡为主奏乐器，加以多种打击乐器烘托气氛，

144

充分地体现了五禽拳强劲的气势和豪迈的气魄，旋律的不断向上进行，更加使得人们精神振奋、心情愉悦，充满了活力。

二、张明亮中医导引养生箴言录

● 中医是把自己的身体当成实验室，把自己的身体以及身体里所有有形、无形的部分作为研究对象。所以，只有通过长期练功的自我实践，才能逐步获得发现自己、认识自己，进而控制自己的能力。

● 授人以"渔"才是解决问题的根本办法与真传实教的不二之径！

● 做任何事情，尤其是练功，方向至关重要！我们要先知道去哪里，然后再说怎么去。

● 一即一切！只有一门深入，才能一通百通！

● 让练功成为一种身心享受，让导引成为一种生活方式。

● 习练导引，三生有幸。三生者，一是提高生命质量，二是健康生活方式，三是维护生态环境。

● 功在于练，行胜于言；知而不行，一切枉然！

● 顺其自然，就是要顺应事物本身的规律。前提是你要知道这个规律，还要有能力让自己顺应这个规律。反而言之，顺其自然绝对不是躺在那里或者放任自流。

● 内功的修炼，实际上是一个不断发现自我、认识自我的过程。最终的目的是想达到明人明己而明天下。

● 养生和治病有着密切的联系，但却是两个不同的概念，绝对不可以混为一谈。古人说"顺则为养，逆则为治"，可见从理论与实践的角度而言，养生和治病往往是相反的。治病与养生，就犹如消防，消是灭火，有如治病；防是防火，有如养生。所以真正的上医、上工、大医、医王、道医等，是既有治病救人的技术，又有养生防病的方法。

● 丹医认为：人是由固态的形和流体状态的精、气、神组成的。其中形体是基础，流体是重点。健康与否的主要原因、生命存在的根本体现大都在于"流体"。

● 在练功中，尤其是从峨眉伸展功中体会"流体"与导引的关系和作用，流体对应的是精、气、神三个层次。第一步，是对身体这个容器的修炼，以便为进一步练习"流体"做好充分的准备（筑基）；第二步，是训练对"流体"的控制力，即促进、抑制、分流其流动，并把控"流体"速度。

● "功练千遍，其理自见"的前提是：找到规律、把握原则，找到切入点和突破点，知道练法、明白去向，然后再勇猛精进，即明理、知法、真练，而绝不是埋头苦练，更不是盲修瞎练。

● 真正的气功是一种境界，或者说是一门艺术，而不是简单的技术。气功就好像音乐，弦外之音才是音乐，这也是气功的精髓所在。

● 静，是一种发现自我、认识自我，并在一定范围内调控自我的方法和状态，在这种状态中，我们找到了身心合一的认知，找到阴阳平衡的状态，达到一种健康而完美的生命状态。

● 练功入门的两个征象：一是体内发生暖触；二是内心发生喜悦。

● 学会导引，掌握健康。远取诸物，近取诸身，你会发现，原来生活处处有气功。眼界高时无物碍，心源开处有导引。

代　后　记

2020 庚子深秋，《一分钟导引法——中医精粹导引术》终于付梓，这可以说是广大中医和养生爱好者的佳音。早在 2007 年就编创的一分钟导引法，在其完成编创之时就应时代所需投入了应用，并步入教学传播的过程。从北京地球村环境教育中心，到四川大坪山为代表的社区，再到中国中医科学院、中国中医科学院眼科医院、北京中医药大学等为代表的科研院所，以及日本、法国、瑞士等海外国家，再到众多的幼儿园、学校，甚至是戒毒机构，不但留下了编创者张明亮老师教学的身影，也有众多传播者的辛勤付出，可以说每一程都是故事。

美中不足的是，虽然习练者众多，但除了刚完成编创时拍摄制作的教学视频外，一直未出版书籍或教材去对这套方法进行更全面细致的讲解，以便练习者时时参考研习之用。直至今日推出本书，虽是姗姗来迟，却历经了十余载的耕耘与印证，无论理论方法还是教学体系都已成熟，不得不说这就是最好的安排。

对于我们而言，伴随这套方法成长的经历不尽相同，但那份源自心底的笃信与契合是同频的。常言道"身在其中，方知其妙"，从自己不断练习到参与教学的过程中，我们常常被"体验一分钟，感受五千年"的微言大义所触动。五个一分钟又何以能感受五千年的文化？就是因为它将中医的形气神、阴阳五行、脏腑经络等理论，以及导引、吐纳、冥想、按摩、武术等实践手段的精髓，浓缩在了最短的时间、最便捷的法门内，又是对

代后记

身体、气血、精神的全方位锻炼与调养，足以让人学了就再难以放下！

　　仔细想来，在得法而练的前提下，练功不就是在学而时习之的践行中，在理论和技术纯熟的过程中，逐渐获得身心合一的健康与快乐吗？特别是在参与整理本书的学习过程中，当我们对其中每一个细节越深入探究，就越感受到"一分钟导引法"大道至简的魅力，以及这套方法随着时间的推移而更显活力的缘由，称之为"宝藏功法"也不为过吧！

　　张明亮老师呈现给大家的这套养生法，凝聚了诸多厚托与发心，旨在提供一个受众广泛、易于推行、健身养生功效显著的便捷法门，并通过简短的功法传递经典的内涵，达到身心双修的目的。我们在随师教学或自行授课中，目睹下至孩童、上至耄耋皆欢欣参与的场面，闻知很多处于忙碌、紧张、亚健康状态的上班族因此获益良多，使我们愈加坚信这五个一分钟是给繁忙现代人的一剂养生良方。

　　在本书即将与读者见面之际，作为张老师众多学生的代表，我们诚挚希望这套简而有效、精而有料的养生之法，能够吸引更多人来一起躬身实践，从而把握生命的健康与快乐！

冯尚华　代金刚　李云宁

2020 年 10 月 25 日庚子重阳